BLOOD SUGAR
Quinoa &
healthy living

My Everyday Recipes From The Blood Sugar Series

糖質を考えた健康的なライフスタイルのための
低GI キヌア・ヘルシーレシピ

著：マイケル・ムーア　監訳：副島モウ

医道の日本社
Ido・No・Nippon・Sha

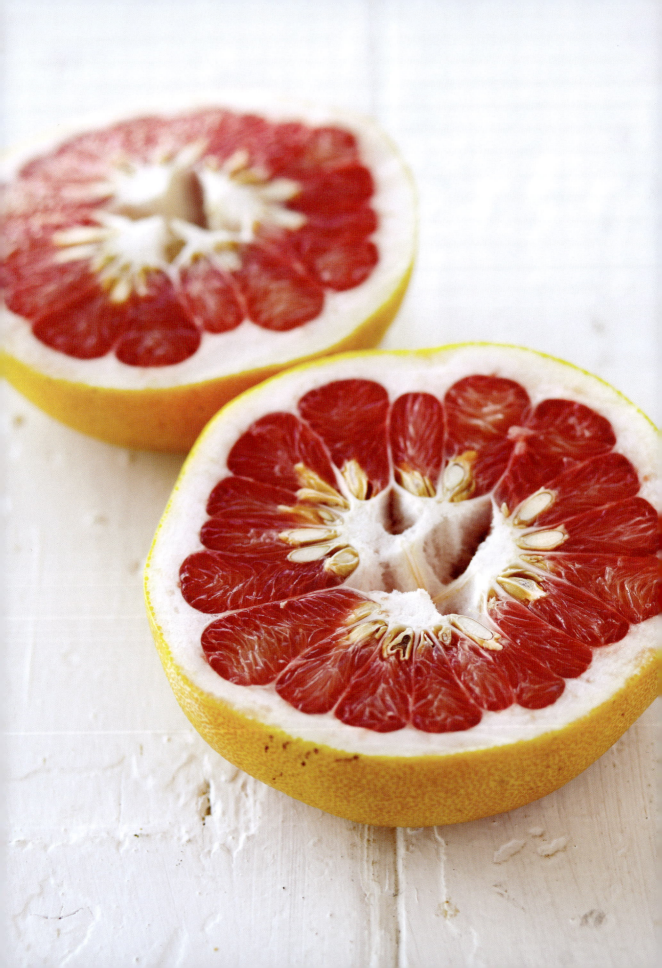

CONTENTS

🔸 このマークはキヌアを使用したレシピを表しています。

<イントロダクション> 著者からのメッセージ 6		**BREAKFAST** 朝食	粗びき全粒粉の ミューズリー入り パンケーキ 13
シンプルなトースト イチジクと リコッタチーズ乗せ 14	ブルーベリーと 豆腐のプロテイン シェイク 17	りんごと洋梨と キヌアの冷たいポリッジ 生のアーモンドと 🔸 18	雨の日にピッタリな ホットミルクと 麦のポリッジ 21
ポーチド フルーツサラダ 🔸 22	ハッシュポテトと コーンビーフの半熟卵 ディップ 25	ギリシャヨーグルトの パルフェ 🔸 26	しっとり、もっちり 朝食バー 28
自家製リコッタチーズ 31	ホット スモークサーモンと サツマイモのオムレツ 32	ひよこ豆とトウモロコシ のフリッター ベーコンとアボカド添え 35	りんごとアーモンドの ミニパンケーキ 36
マッシュルーム、ベーコン とキヌアのチーズ焼き 🔸 38	キヌアの スクランブルエッグ 🔸 40	バナナとベリーの アイススムージー 43	ピリッと甘くて濃厚な ヒマワリバター 44
	LIGHT MEAL & SNACKS 軽食とスナック	赤キヌアと黒キャベツの モッツァレラチーズ サラダ 🔸 48	レモン風味のチキン シュニッツェル サンドイッチ 50
パワーフード・サラダ 52	スイートポテトフライ 54	2口サイズのチリビーフ ミニバーガー 56	赤唐辛子の酢漬け 59
バーベキューサーモン のレタス包み 60	そばの実を使った、 カリカリチキンナゲット 62	3種のキヌア 半熟卵とレタスのサラダ 🔸 64	七面鳥の クラブサンドイッチ 67

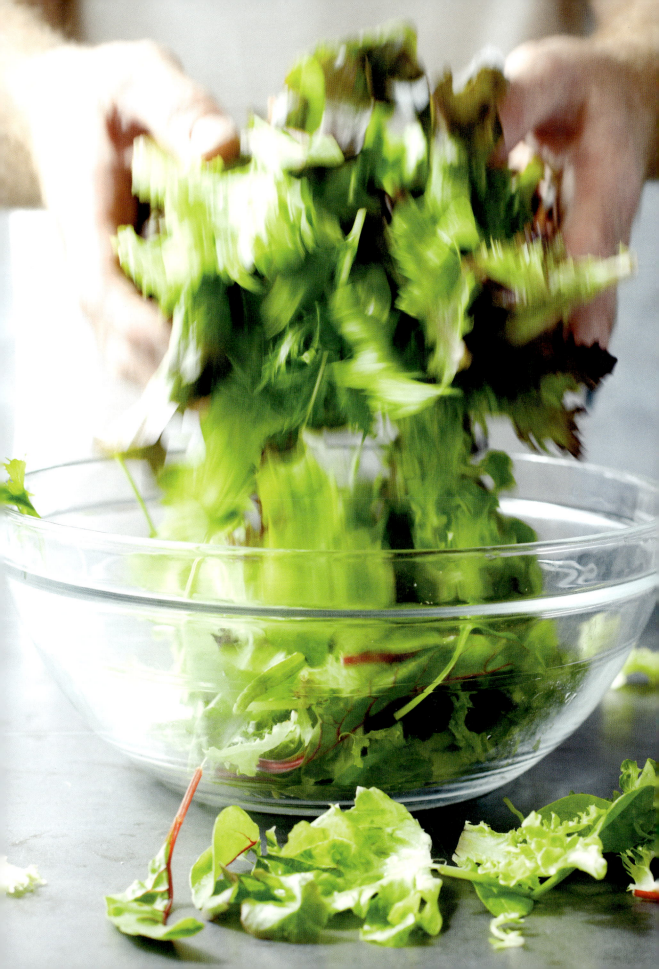

キヌアクランチの フィッシュケーキ 69	ブリとアボカド ライムのミニタコス 70	丸ごとエビのバーベキュー ひよこ豆、パクチー、ライム のサルサ 72	

MAINS
メインディッシュ

ビーフショートリブの ブレゼと オートミール 76	サーモンとチリライム の冷製カッペリーニ 79	シュリンプフライ、 ココナッツキヌア添え 80
コトコト煮込んだ ラム肉に イタリア野菜を添えて 82	アンジェラの 野菜ラザニア 85	蒸し鯛のほうれん草 とスパイスエッグ添え 86	赤キヌアとBBQチキン のタブレサラダ 88
まぐろ、さやいんげん ピーナッツと ミントのサラダ 91	かぼちゃ、 トマト、キヌアの モロッコスパイスサラダ 93	ヒマラヤスギに乗せて 焼いたローストサーモン とキヌアのザジギ 94	エナジーチャージ ボロネーゼ スパゲッティ 96
低温で焼いた七面鳥 リコッタチーズと ほうれん草をつめて 98	温かい シーフードとキヌアの サラダ 101	スズキのパンプキン シードクラスト、マッシュド かぼちゃに乗せて 102	ヘルシーミール ピッツァ 105
ポレンタの衣をまとった ポークカツとフェンネル とオレンジのサラダ 107	牛フィレ肉のナッツクラスト 大学芋とマスタード クリームを添えて 109		

DESSSERTS
デザート

それほど後悔しない チョコレートケーキ 112	ピーナッツバターと チョコレートの ミニタルト 115	りんごと洋梨のクランチ アップサイドダウンケーキ 116	ローストした桃 とザバイオーネ サンフラワーシード 118
シトラスと ポピーシードのケーキ 121	トフィー、ニンジン ナッツの ハニースクエアビスケット 123	焼きイチゴ ライム、キヌアの カスタードプリン 124	マイケル・ムーア について 126

INTRODUCTION

著者からのメッセージ

本書は世の中の声を受けて作成されました。

私は健康的な食生活を広めていく中で、私の本を読んでくださる方たちの多くが、おいしい料理と楽しい団欒が大好きだということ、そして簡単で、おいしくて、健康にも良い、毎日作れるレシピを求めていることに気がつきました。

また、スーパーフードの1つであるキヌアが、爆発的に人気が出てきたことも知りました。

この流れを受けて、今までのBlood Sugarシリーズ（訳注：著者の料理本のシリーズ名）で人気が高かった料理と、キヌアを使用した新しいレシピを加えたのが本書です。この本で、ヘルシーかつ、おいしい料理は簡単につくれるということをお伝えできれば幸いです。

どうぞ、お楽しみください！

QUINOA, WHAT IS IT?

● キヌアって何？

キヌア（Quinoa）とは、主に南米で栽培され、何百年もの間、主食として現地の人々を支えてきた種です（通常、穀物と分類される）。近年、高タンパク、低GI（グリセミック・インデックス）であるキヌアの栄養素が注目を集めています。私は特に、その多様性が素晴らしいものであると考えています。

塩味の料理や甘いスイーツなどに幅広く使えて、どんな料理にも合います。また、パン、米、パスタ等の高糖質食品の代用にもなるので、私のような糖尿病患者や低GI、高タンパク質の食生活を送りたい人にとっては最高の素材です。人気が高いとは言え、まだ多くの人がこの特別な穀物を口にしていないし、健康面での恩恵を受けていません。

私が初めてキヌアに出会ったのは、2006年のことです。食材の研究旅行で訪れたアメリカのオーガニックカフェで、魚のカレーを米ではなく、蒸したキヌアと一緒に食べました。単においしいだけではなく、軽く食べることができ、また食べた後の感じが素晴らしかった。でんぷん質の米を食べ過ぎたときに感じる、胃もたれ感が全くなかったのです。その体験から、もっとキヌアの種類や料理方法について知りたくなりました。その後、他の古代穀物、ソバの実、アマランサス、ファッロなどについて勉強を始め、最近ではチアシード、ヒマワリの種も研究しています。

■ 白キヌア

キヌナにはいくつか種類があります。白キヌアが一番安くて、手に入れやすいキヌアです。通常、人々が初めて口にしたり、料理をするキヌアです。料理をすると軽くてやわらかく、他の炭水化物食材の代用品として使いやすいです。

他の種類に比べて、白キヌアは軟らかく、味が染み込みやすいのが特徴です。この性質から、朝食、ブランチ、さらにはデザートに使用することができます。白キヌアはスーパーや健康食品店等で取り扱っています。

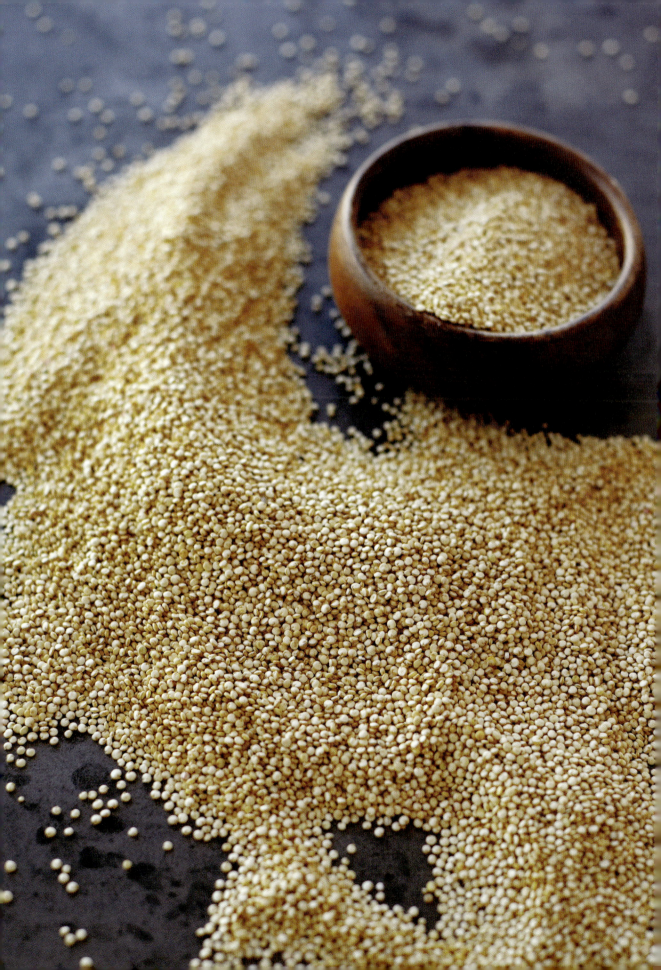

糖質交換単位とは

本書のすべてのレシピには、数字が記載されています。

この数字は、レシピで使用するすべての材料を元に算出された、糖質交換単位（Carbohydrate Exchange）を表します。

1つの方式として、

　　　　糖質交換1単位（60kcal）＝15gか1/2oz（オンス）　　と計算しています。

2型糖尿病（訳注：食事や運動などの生活習慣が発症に関係していると言われるタイプ）と1型糖尿病（訳注：膵臓のβ細胞というインスリンをつくる細胞が破壊されて発症するタイプ）の患者にとっては、重要な意味を持ちます。インスリンの適正投与量を計算するために、食事や料理に含まれる糖質量を把握する必要があります。また、摂取した糖質が体でどのように分解されるのかを理解するとともに、インスリンの正しい摂取量を決めなければいけません。これに関しては、かかりつけの医師と相談してください。面倒に思うかもしれませんが、特に2型糖尿病患者にとっては、必要不可欠なことです。掲載しているすべてのレシピが、糖質の値が低いことをうれしく思っています。

この数字を示すことで、糖尿病患者がレシピの料理を安心して、楽しんで食べてくれることを願っています。

> **おことわり**
>
> 　この本では糖質交換1単位=15gもしくは1/2オンス、としていますが、1gの糖質は4kcalのため、15gもしくは1/2オンスだと60kcalにしかなりません。すなわち、この本では1単位=60kcalですが、日本糖尿病学会食品交換表では1単位80kcalとしています。よって、この本の1単位は、日本の1単位の3/4程度ですので、この本を皆さんが読まれる時は、日本の1単位より1/4程度=約25%少なめであることだけは理解しておいてください。

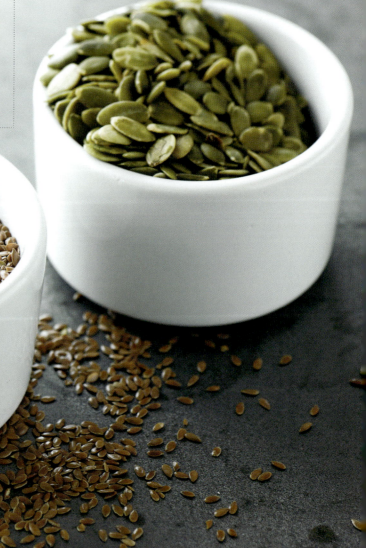

■ 赤キヌア（レッドキヌア）

　赤キヌアは火を通すと、白キヌアとは異なった食感になります。形が崩れにくく、個人的には赤キヌアのほうが香ばしく感じます。私が一番頻繁に使用する種類であり、少しモッチリとした食感が大好きです。朝食のポーチドエッグやスクランブルエッグに振りかけたり、ボリュームを出すためにサラダに乗せたり、コクを増すためにスープに入れてもおいしいです。赤キヌアはスーパーや健康食品店にて購入することができます（訳注：日本では手に入りにくく、インターネットなどで購入が可能）。

■ 黒キヌア（ブラックキヌア）

　黒キヌアは入手困難ですが、その分、価値があります。食感と、見た目にもおいしそうな黒色が素晴らしく、私のレストランでは黒キヌアを使用しています。食感は他の２つに比べると硬く、調理時間も長くかかります。しかし、ソースやスープ等に調理しても、その特性を失いません。私は、ドレッシングや焼いた魚のビネグレットソースに用いるのが好きです。蒸した牛肉や、オッソ・ブッコ（仔牛の骨付きスネ肉の輪切りを用いたイタリアの煮込み料理）など、何にでも合う万能キヌアです。健康食品店や高級食品店にて購入することができます（訳注：日本では手に入りにくく、インターネットなどで購入が可能）。

HOW TO COOK QUINOA

🟠 キヌアの調理方法

　キヌア（3種類すべて）は、沸騰した水（塩を少し加える）に入れて、柔らかくなるまでゆでることが基本です。多くのシェフが、キヌアの分量に対して１～２倍の水を入れてゆでる方法を勧めていますが、私の経験上、キヌアは多くの水を吸収するので、思ったよりも早く水がなくなり、空炊きになる場合があります。だから、私はもっとたくさんの水の中で対流させて、ゆでるのが一番良いと思います。芯まで火が通ったら、ザルに揚げて、流水で冷まします。この方法で毎回、完璧に仕上がったキヌアができます。

- ●白キヌア
　水を吸水しやすく、12分ほどでゆで上がる。ゆでている間、鍋の水を切らさないように注意する。加熱するにつれ、膨らみ、破裂し、仕上がりはフワフワになる。
- ●赤キヌア
　食感は固めで、14分ほどでゆで上がる。赤キヌアも火が通ると破裂する。
- ●黒キヌア
　ゆでるのに18分ほどかかる場合がある。火が通っても、ほぼ原形を留めている。3つの中で、最も水を吸いやすいので、たっぷりの水でゆでるように注意する。

分量目安
１カップの白・赤キヌアは、仕上がりは３カップの分量になります。
１カップの黒キヌアは、仕上がりは２カップの分量になります。

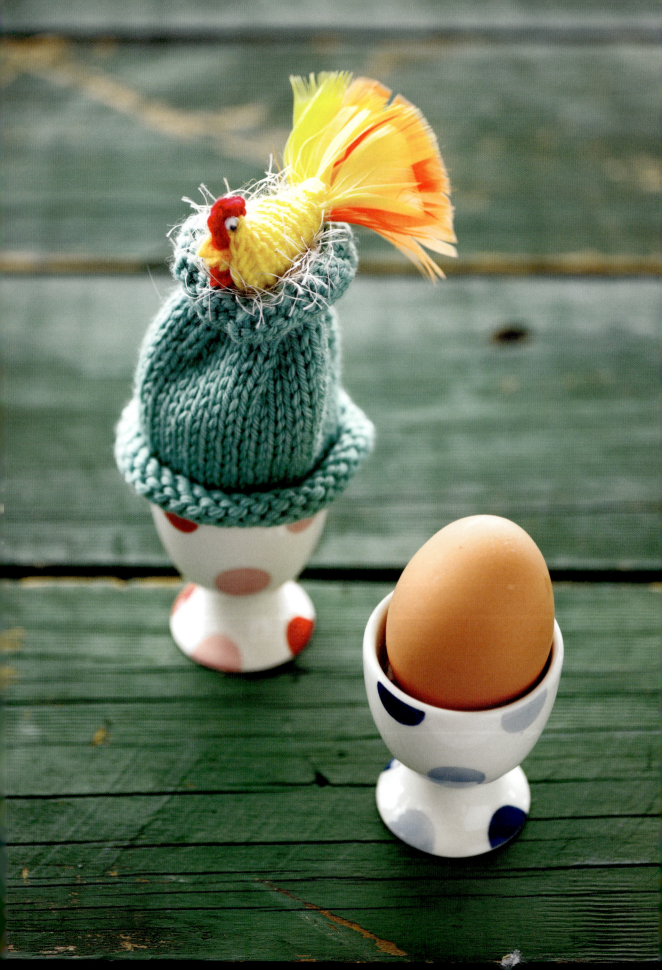

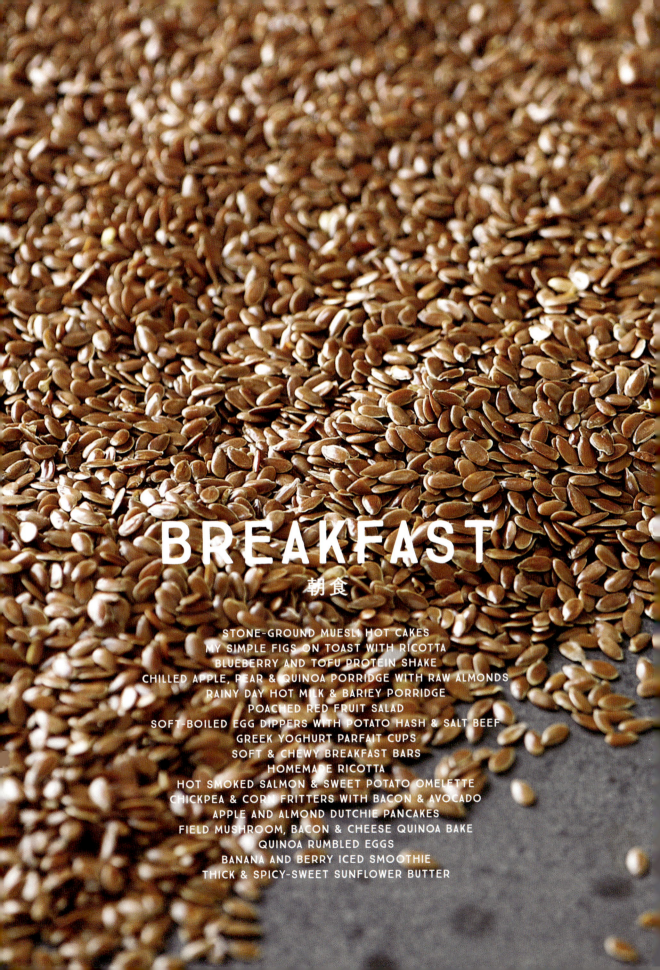

BREAKFAST
朝食

STONE-GROUND MUESLI HOT CAKES
MY SIMPLE FIGS ON TOAST WITH RICOTTA
BLUEBERRY AND TOFU PROTEIN SHAKE
CHILLED APPLE, PEAR & QUINOA PORRIDGE WITH RAW ALMONDS
RAINY DAY HOT MILK & BARLEY PORRIDGE
POACHED RED FRUIT SALAD
SOFT-BOILED EGG DIPPERS WITH POTATO HASH & SALT BEEF
GREEK YOGHURT PARFAIT CUPS
SOFT & CHEWY BREAKFAST BARS
HOMEMADE RICOTTA
HOT SMOKED SALMON & SWEET POTATO OMELETTE
CHICKPEA & CORN FRITTERS WITH BACON & AVOCADO
APPLE AND ALMOND DUTCHIE PANCAKES
FIELD MUSHROOM, BACON & CHEESE QUINOA BAKE
QUINOA RUMBLED EGGS
BANANA AND BERRY ICED SMOOTHIE
THICK & SPICY-SWEET SUNFLOWER BUTTER

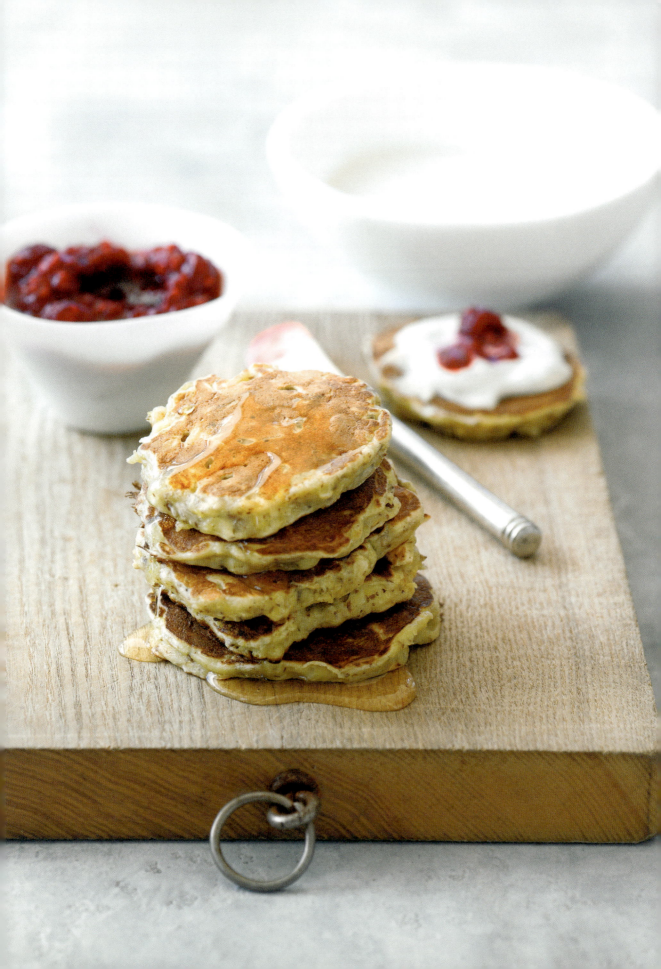

STORE-GROUND MUESLI HOT CAKES
粗びき全粒粉のミューズリー入りパンケーキ

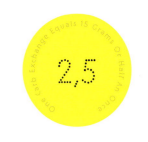

「バニラヨーグルトとラズベリーの相性がバツグンのパンケーキ！」

材料（6人分）

セルフライジングフラワー*…60g
粗びき全粒粉…60g
重曹…小さじ1/4
プレクックされた押麦**…60g
スライスアーモンド…大さじ2と2/3
LSA（訳注：それぞれ砕いたフラックスシードを大さじ1、ヒマワリの種を大さじ1、アーモンドを大さじ1を混ぜたもの）…大さじ1と1/3
アガベシロップ…大さじ1と1/3
卵…2個
低脂肪乳…250ml
クッキングスプレー

バニラヨーグルト
低脂肪ヨーグルト…250ml
アガベシロップ…大さじ2と2/3
バニラビーンズ…1房（縦長にスライス）

ラズベリーソース
ラズベリー…150g
アガベシロップ…小さじ1

作り方

1. セルフライジングフラワー、粗びき全粒粉、重曹、プレクックされた押麦、アーモンド、LSAを大きなボールに入れてかき混ぜ、真ん中が空くように土手を作ります。別のボールでは、アガベシロップ、卵、低脂肪乳を混ぜ合わせておきます。それを先ほど作った土手の中に注ぎ、生地の硬さが均一になるまでよくかき混ぜます。かき混ぜたら、30分ほど置いてなじませましょう（訳注：もったりとしたお好み焼きくらいの生地の濃度が理想です）。
2. その間にバニラヨーグルトをつくります。まずヨーグルトとアガベシロップを混ぜ合わせます。次にバニラのさやを切り開いて、包丁の背を使いバニラビーンズをこそぎとります。バニラビーンズをヨーグルトとアガベシロップを混ぜたものに中に入れます。使用するまで、冷蔵庫で保管しておきましょう。
3. 次にラズベリーソースをつくります。ラズベリーを半分だけアガベシロップと一緒にボールに入れ、フォークで形がなくなるまでつぶして混ぜ合わせます。そして、残りのラズベリーを加え、軽く混ぜて、味をなじませます。
4. テフロン加工のフライパンを熱し、クッキングスプレーオイルを吹きかけます。スプーン1杯分の生地をすくってフライパンに落として1分ほど焼きます。もしくは表面がフツフツと泡が立ってきたら裏返して、45〜60秒ほど焼きましょう。焼き終わったらお皿に盛りつけます。残りの生地も同じように焼いて、パンケーキをつくっていきます。
5. ラズベリーソースとスプーン1杯分のバニラヨーグルトをパンケーキに添えて、でき上がりです。

NOTE

*セルフライジングフラワーのつくりやすい量は小麦粉200g、ベーキングパウダー5g、塩1.6gです。**押麦はプレクックされたものが日本で手に入りにくいので、オートミールで代用できます。

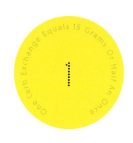

MY SIMPLE FIGS ON TOAST WITH RICOTTA

シンプルなトースト、イチジクとリコッタチーズ乗せ

材料（4人分）
マルチグレインブレッド（雑穀入りパン）…4切れ
低脂肪リコッタチーズ（もしくはp.31のレシピを参照）…100g
完熟した黒イチジク（もしくはラズベリーかイチゴ）…2個
アガベシロップ…小さじ1

作り方
1　焼いたトーストの上に、リコッタチーズをフォークの裏で潰して塗ります。同様にスライスした黒イチジクも乗せます。
2　アガベシロップを垂らして完成です。コーヒーか紅茶と一緒に召し上がってください！

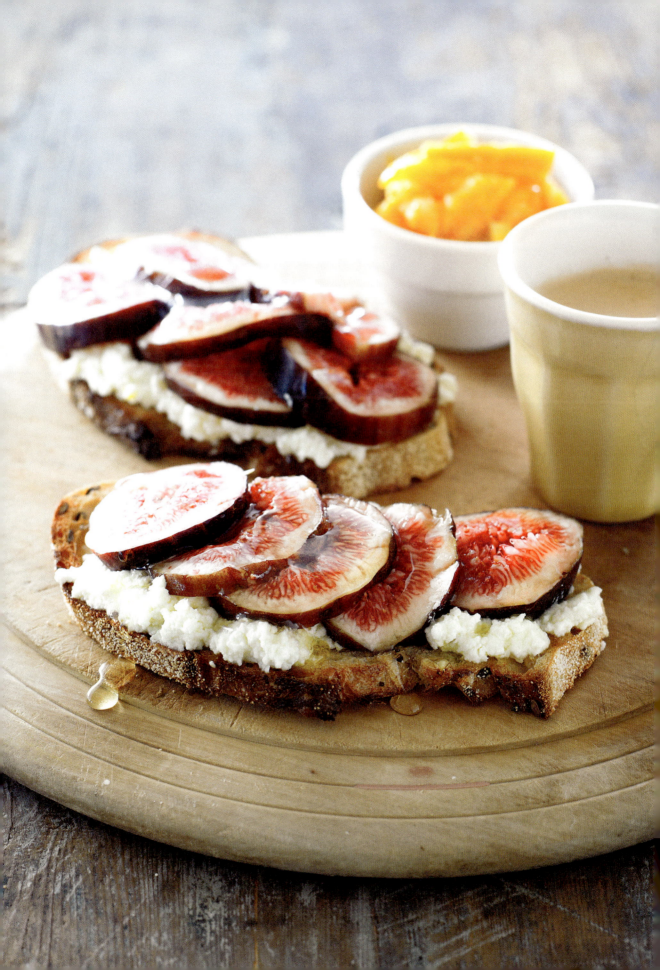

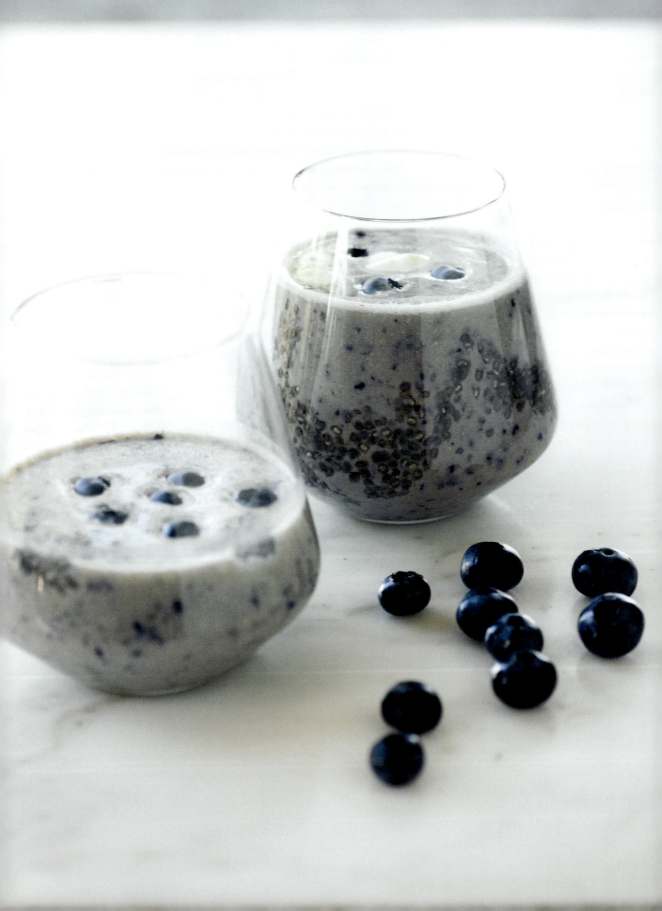

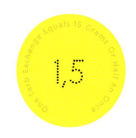

BLUEBERRY AND TOFU PROTEIN SHAKE
ブルーベリーと豆腐のプロテインシェイク

「1日の始まりはこの高タンパクな一品から。
ウォーキングや水泳の後にピッタリ！」

材料（4人分）
絹ごし豆腐…90g
ブルーベリー…1/2カップ強
バナナ…1本
アガベシロップ…大さじ1と1/3
ふすま…大さじ2と2/3
卵白…お好みで
冷えた低脂肪乳…750ml
チアシード*…小さじ2

作り方
1　チアシード以外のすべての材料をブレンダーにかけます。なめらかになるまで混ぜましょう。
2　最後にチアシードを入れて30分おいてゼリー状になったら、冷えたグラスに移します。ブルーベリーで彩ったらでき上がりです。

NOTE
*チアシードは健康食品店などで購入することができます。

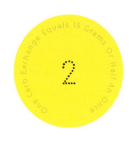

CHILLED APPLE, PEAR & QUINOA PORRIDGE WITH RAW ALMONDS

りんごと洋梨とキヌアの冷たいポリッジ、
生のアーモンドと　● QUINOA使用

「大好きな朝食のメニューのひとつ。少しでもおなかいっぱいになる。
　お好みで季節のベリーやフルーツを加えてみてください！」

材料（4人分）

無脂肪乳…355ml
水…120ml
白キヌア…120g
プレーンヨーグルト…120g
アガベシロップ…大さじ1と1/3
りんご…1個
洋梨…1個
ジンジャーパウダー…ひとつまみ
シナモンパウダー…ひとつまみ
皮つきの生アーモンドスライス…60g

作り方

1　無脂肪乳、水、白キヌアを小さい鍋に入れてゆでます。沸騰したら、弱火にしてふたをします。時々、かき混ぜ、さらに弱火で15分ほど煮ます。キヌアが柔らかくなったら、完成です。火から下ろして冷ましましょう。

2　冷ましたキヌアをボールに移し、プレーンヨーグルトとアガベシロップと混ぜ合わせます。チーズおろし機を使って、りんごと洋梨をすり下ろして、果汁ごとボールに入れます。よく混ぜたあと、香りつけにジンジャーパウダーとシナモンパウダーを加えます。調整のため、全体的に固ければ牛乳でゆるめても良いでしょう。

3　小さい器に盛り付け、アーモンドスライスを散らしたらでき上がりです。

BREAKFAST

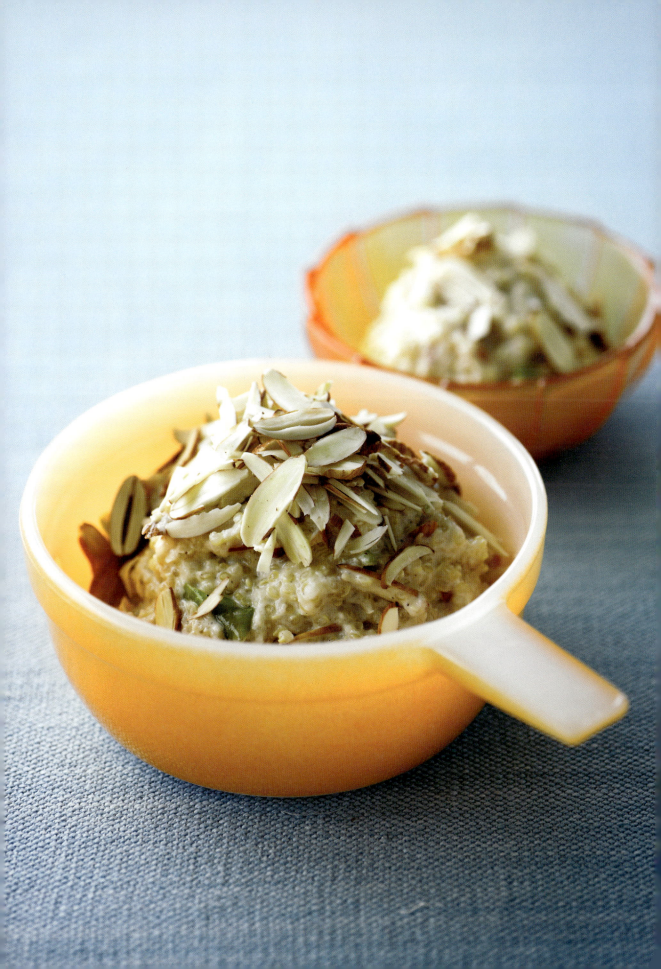

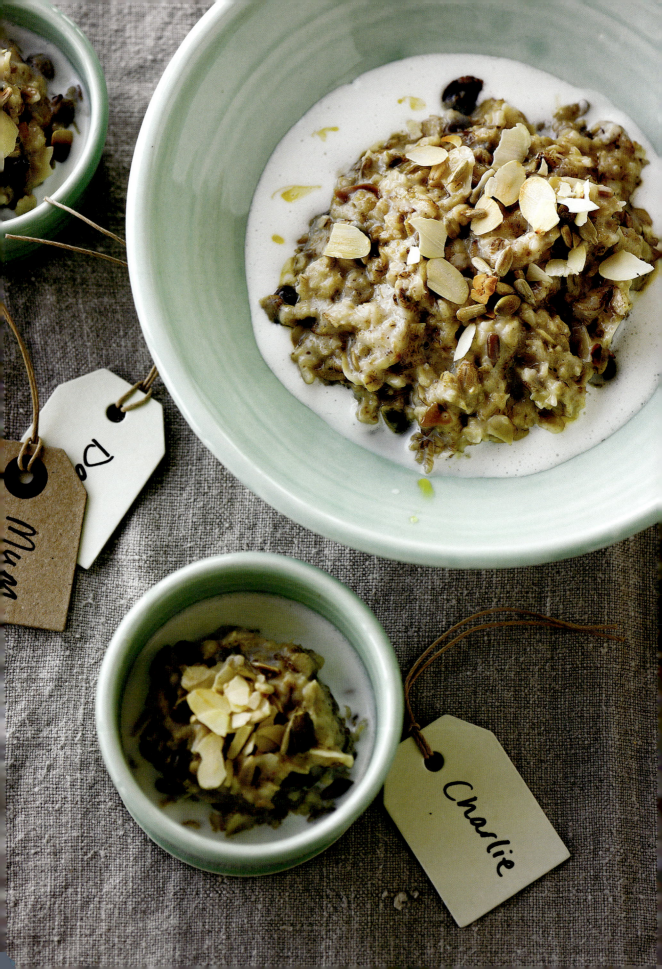

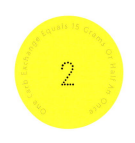

RAINY DAY HOT MILK & BARLEY PORRIDGE
雨の日にピッタリなホットミルクと麦のポリッジ

材料（4人分）
低脂肪乳…475ml
アガベシロップ…大さじ2と2/3
シナモンスティック…1本
バニラビーンズ（1本）かバニラエッセンス（小さじ1と1/3）
サルタナレーズン…大さじ1と1/3
オートミール…90g
ヒマワリの種…大さじ2と2/3
かぼちゃの種…大さじ2と2/3
アーモンドスライス…大さじ2と2/3
ナツメグ（粉末状）…ひとつまみ

作り方
1. 中鍋に、低脂肪乳350ml、アガベシロップ、シナモンスティック、縦に裂いたバニラビーンズ（もしくはバニラエッセンス）を入れて火にかけます。温まったら弱火にして、サルタナレーズンとオートミールを加えます。オートミールが柔らかくなり、とろみが出るまで弱火で10分間煮込みましょう。
2. テフロン加工のフライパンを温め、ヒマワリの種、かぼちゃの種、アーモンドを軽くローストします。茶色に色づいたら火を止め、冷めたところで、【1】に加えます。
3. 残った低脂肪乳を火にかけて温め、ミルクフォーマーで混ぜて、たくさんの泡を作りましょう（僕はコーヒーマシーンのスチーマーを使用している）。【2】を器に注ぎ、低脂肪乳の泡をかけ、ナツメグをふりかけたら、でき上がりです。

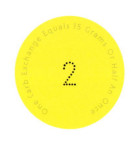

POACHED RED FRUIT SALAD
ポーチド・フルーツサラダ 🟠 QUINOA使用

材料（4人分）
水…180ml
アガベシロップ…60g
おろし生姜…1かけ分
ルバーブ…1本
イチゴ…250g
生の黒イチジク…4個
赤キヌアか白キヌア…60g
水…350ml
生のミント…1/2束

作り方
1 まずオーブンを150℃に予熱しておきます。
2 小さい鍋に水（180ml）を沸かし、アガベシロップを溶かして、おろした生姜を加えます。ピーラーでルバーブの皮をむいて、3cmの長さに切って鍋に入れて、2分ほど煮ます。次に、ヘタを取ったイチゴと黒イチジクを半分に切り、耐熱皿に並べます。そして、先ほどゆでたルバーブを煮汁ごと、黒イチジクとイチゴの耐熱皿に入れましょう。そのままオーブンで5分焼いていきます。焼いた後はオーブンから取り出し、熱を冷ましておきます。煮汁はとっておきましょう。
3 その間、キヌアをゆでましょう。小さい鍋にキヌアを入れ、たっぷりの水を入れます。沸騰してから、膨らんで柔らかくなるまで15分前後ゆでます。ゆであがったら、流水で冷まします。
4 とっておいたフルーツの煮汁を、【3】のキヌアと混ぜ合わせ、刻んだミントを加えます。
5 先にフルーツをお皿に盛り、甘く味付けされたキヌアを上に盛ってでき上がりです。

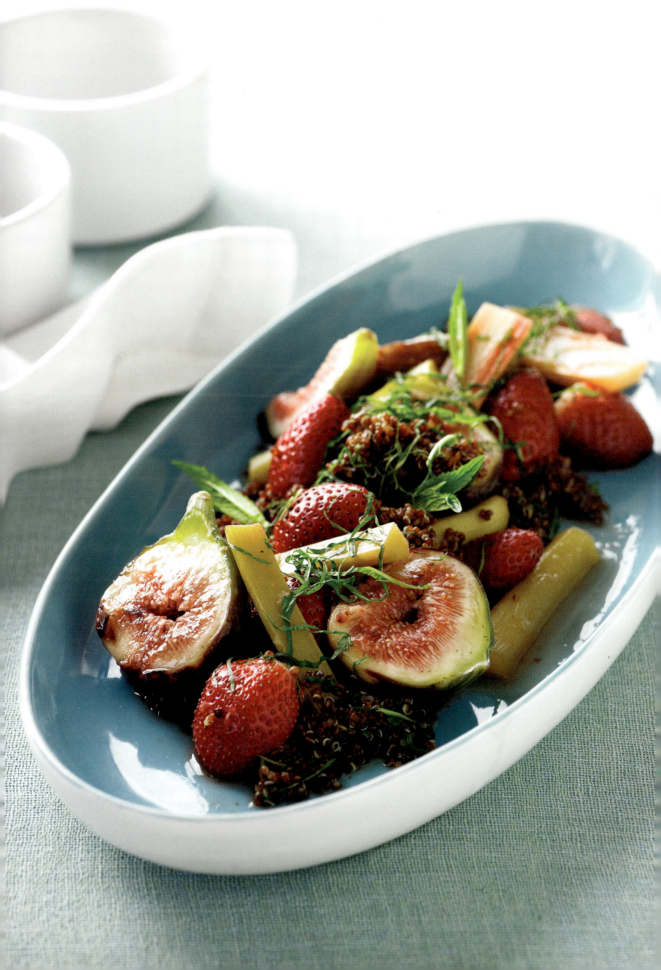

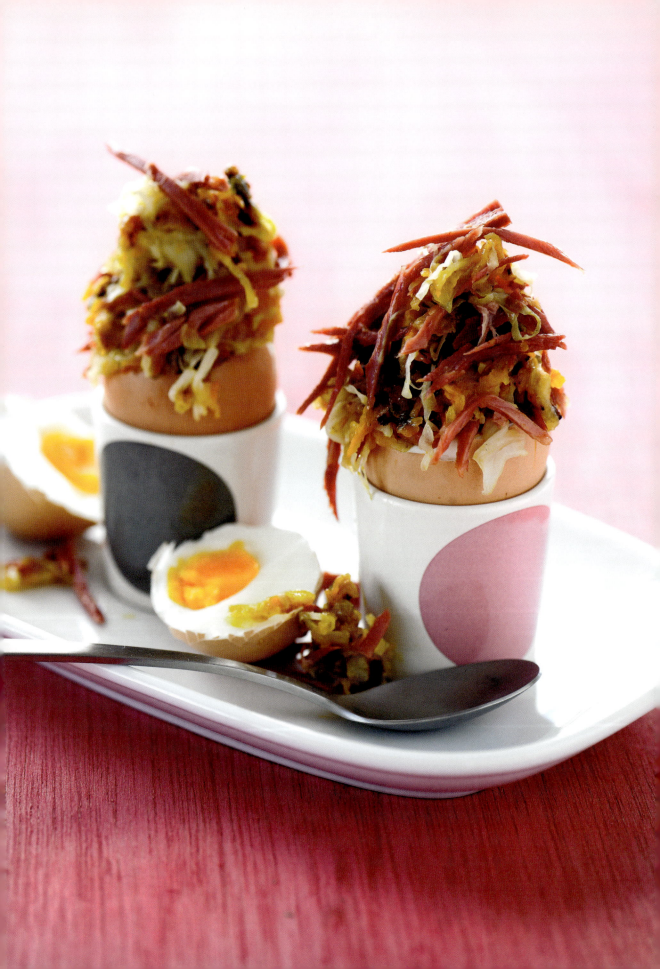

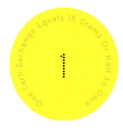

SOFT-BOILED EGG DIPPERS WITH POTATO HASH & SALT BEEF

ハッシュポテトとコーンビーフの半熟卵ディップ

「育ちざかりの子供の成長にも最適な一皿。
牛肉以外でも、裂いたハムやターキーでもおいしくつくれる」

材料（4人分）
牛もも肉（ランプ、むね、バラでも可）…175g
キャベツ（千切りにしておく）…1/4個
海塩…少々
ホワイトビネガー…大さじ1と1/3
たまねぎ（中）…1/2個
ジャガイモ（中：型崩れしにくいもの）…1/2個
サツマイモ（中）…1/2個
サラダオイル…30ml
卵（大：常温に戻しておく）…8個
全粒粉パン…付け合わせ（糖質交換単位には含まず）

作り方
1. 海塩を少し入れた水を沸騰させ、牛もも肉を入れて柔らかくなるまで4時間ほど煮ます。串を刺して、スッと通るぐらいができ上がりの目安。火を止めたら水だけ捨て、肉を鍋に入れたまま冷まします。肉を冷ましたら、細かく千切りにしておきます。
2. 次に、小さい鍋にキャベツと、それを覆うくらいの水を入れます。海塩をひとつまみ加え、ホワイトビネガーを入れて火にかけます。沸騰させて、柔らかくなるまで煮ます。煮えたら、ザルに空けておきます。
3. たまねぎとジャガイモをすり下ろして、ボールに入れます。テフロン加工のフライパンを中火にかけ、サラダオイルを加え、すりおろしたたまねぎとジャガイモを、混ぜながら10分間炒めます。ジャガイモが柔らかくなったら、千切りキャベツと裂いた塩牛肉を加え、5分間炒めます。
4. 水の入った鍋に卵を入れて、沸騰させます。沸騰してから4分ほどゆでると黄身がトロトロの状態で、5分で半熟状態にでき上がります。火から下ろし、エッグスタンドに入れます。
5. 卵の上部分を取り除き、できるだけたくさんの具を乗せて、完成です。

GREEK YOGHURT PARFAIT CUPS

ギリシャヨーグルトのパルフェ ● QUINOA使用

材料（4人分）
ふすま…大さじ1と1/3
キヌアフレーク*…大さじ1と1/3
低脂肪ギリシャヨーグルト（訳注：水切りヨーグルト**で代用可）…300g
100％ぶどうジュースか100％りんごジュース…100ml
アガベシロップ…大さじ1と1/3
水…250ml
りんご…1個
生のブルーベリー…125g
生のラズベリー…125g

作り方
1 ヨーグルトソースをつくります。小さいボールの中で、ギリシャヨーグルト、ふすま、キヌアフレーク、ぶどうジュースを混ぜて、冷蔵庫で寝かします。
2 次にフルーツを調理します。まず小さな鍋に水とアガベシロップを入れて火にかけます。りんごの皮をむき、種を取り、8等分のくし形に切ります。切ったりんごが柔らかくなるまで、沸騰したお湯の中で10分ほど煮ます。最後にブルーベリーとラズベリーを加え、火を止めて冷まします。
3 煮汁の中から、フルーツだけを取り出し、ヨーグルトソースと交互にガラスの器に重ねていきます。食べる前に冷蔵庫で冷やしてでき上がりです。

NOTE
*キヌアフレークは日本で手に入りにくいですが、このレシピは参考のために掲載しています（このレシピではゆでた白キヌアで代用できます）。**水切りヨーグルトはコーヒードリップにペーパーフィルターをのせ、ヨーグルトを1晩おいて水気を切ったものです。

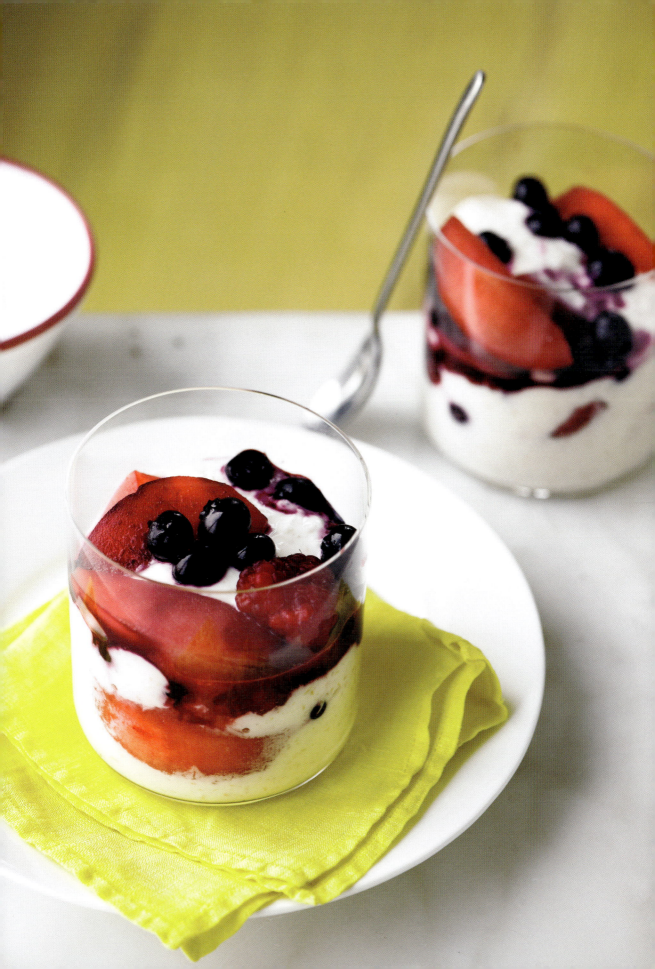

SOFT & CHEWY BREAKFAST BARS
しっとり、もっちり朝食バー

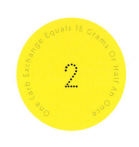

「これは子供たちも大好物。
週末や学校帰りのおやつとしても簡単に作れる一品だね」

材料（12本分）
オートミール…120g
全粒粉クラッカー（砂糖不使用）を砕いたもの…5枚
かぼちゃの種…60g
刻んだピスタチオ…60g
ヒマワリの種…60g
白ゴマ…30g
キビ・粟…30g
フラックスシード…30g
チアシード…30g
刻んだ乾燥クランベリー…60g
ジンジャーパウダー…ひとつまみ
シナモン（粉末）…ひとつまみ
バター…90g
アガベシロップ…90g
はちみつ…90g

作り方
1　オーブンを180℃に予熱しておきます。
2　大きなボールに上記のオートミールからシナモンまでの材料をすべて入れてよく混ぜます。小さな鍋でバターを溶かし、アガベシロップとはちみつを加え、ボールの中へ注ぎます。全体的になじむように、よく混ぜます。
3　天板に油を少量スプレーし、クッキングシートを敷き詰めたら、混ぜたタネを平べったく手で敷きつめていきます。温めておいたオーブンに入れて、25分間焼きます。焼きあがったら、2分ほど冷まします。
4　キッチンナイフで18×3cmぐらいの大きさで切り込みを入れていきます。その後は、冷蔵庫に入れて固めます。固まったら、線に沿って個々に切り分けておきます。空気に触れない容器だと3週間ほど保存が可能です。

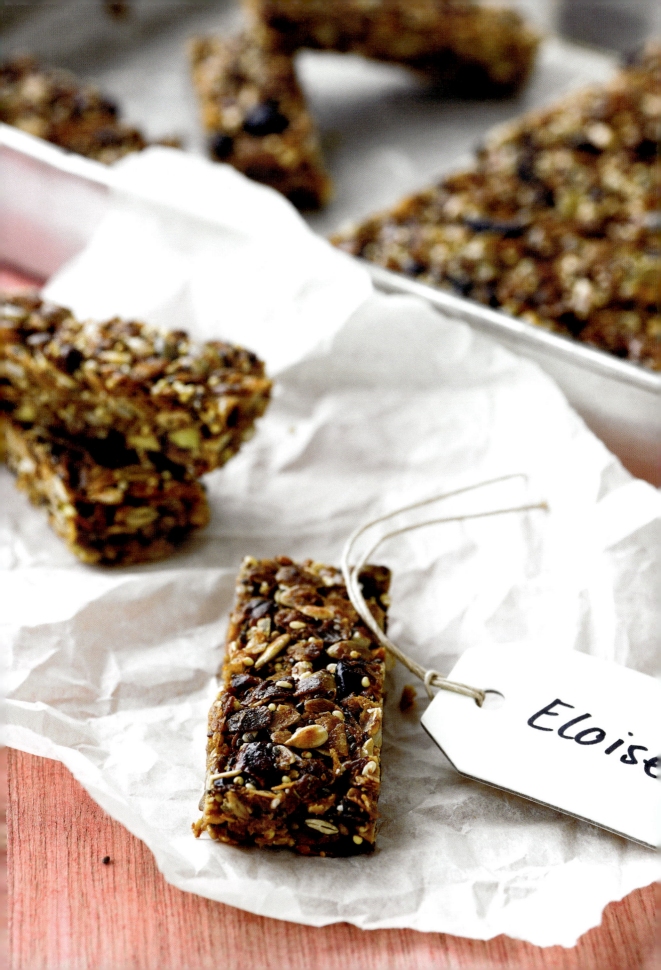

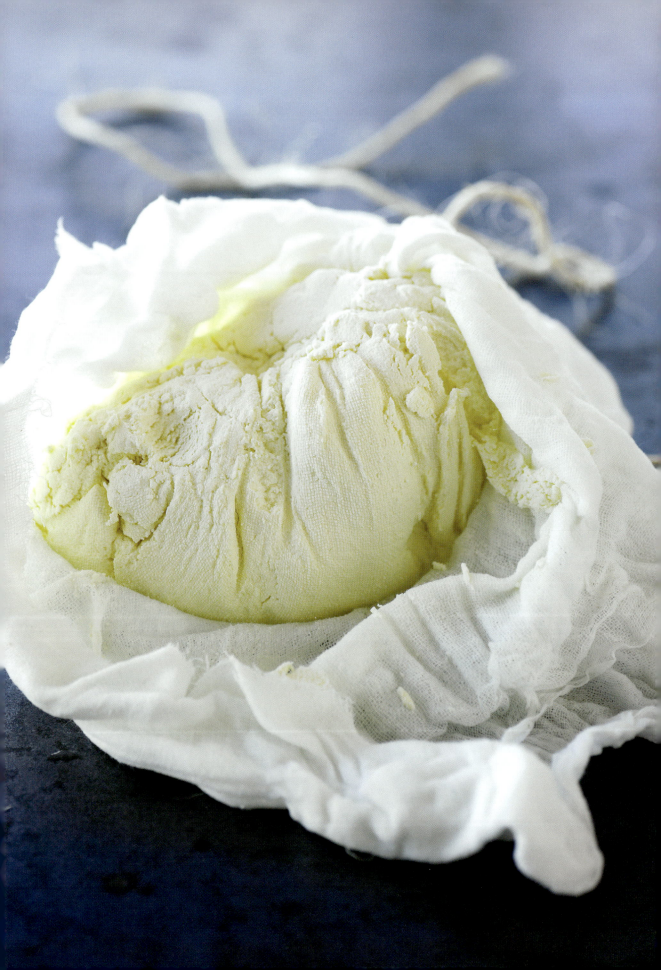

HOMEMADE RICOTTA
自家製リコッタチーズ

材料（12人分）
成分無調整牛乳…1.2L
バターミルク*…600ml
生クリーム（35％）…600ml
海塩…多めにひとつまみ
絞ったレモン汁…1個分

作り方
1. 下準備として、大きなボールにザルを重ね、さらしを敷いておきます。
2. 下準備ができたら、チーズをつくっていきます。まず深くて大きい鍋に、牛乳、バターミルクと生クリームを加え、中火にかけ、フツフツと鍋のふちが煮立ってくるまで絶えずかき混ぜます。海塩を多めにひとつまみと、レモン汁を入れます。
3. 凝固物とホエーに分離するまで、かき混ぜ続けます。すぐにこの状態になるので、分離し始めたら、すぐに火からおろして、またしばらくかき混ぜます。
4. 鍋の中身をすべてザルに空け、ホエーはすべてザルの下のボールに落ちきるようにします。凝固したチーズは触っても崩れない硬さになります。別のボールに入れて、冷蔵庫で冷やしましょう。冷蔵庫だと5日間ぐらい保存が可能です（訳注：リコッタチーズは部分的にメニューで使用するため、糖質交換単位の表示を省略しています）。

NOTE

*バターミルクはバターを生成する際の残りの液体です。日本では手に入りにくいので低脂肪ヨーグルトと低脂肪乳2：1の割合で代用できます。ここでは低脂肪ヨーグルト400ml、低脂肪乳200mlを用います。

 ADVICE マイケルからアドバイス

ホエーの液体はパンやピザの生地作りに使用できるので取っておくとグッド。また、再利用して牛乳とレンネット（凝固成分）を入れることにより、酸味のあるリコッタチーズもつくれる。

HOT SMOKED SALMON & SWEET POTATO OMELETTE

ホット・スモークサーモンと
サツマイモのオムレツ

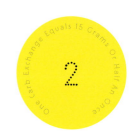

「この料理は、風味が良くて、体に良い素材を使用している。
 GI値も低くて、心おきなく食べられる。僕にとっては、最高の一皿だ」

材料（4人分）
サツマイモ（中）…2個
海塩とこしょう…少々
バター…60g
イタリアンパセリ（みじん切りにしておく）…1/2束
レモン果汁…1/2個とかける用にもう少し
スモークサーモン…300g
卵（大）…6個
卵白…6個
オリーブオイル…30ml
お好みで付け合わせ：トーストした天然酵母パンか全粒粉パン（糖質交換単位には含まず）

作り方

1 まずオムレツの中身となるポテトの具材をつくります。サツマイモを洗い、皮をむき、粗めのチーズおろし機でボールの中にすりおろします。海塩とこしょうで味を整えておきます。テフロン加工のフライパンにバターを溶かして、すりおろしたサツマイモを焼きます。中火でゆっくりと10分、全体が柔らかくなるまで加熱しましょう。そこに刻んだイタリアンパセリとレモン果汁を加えます。

2 次にスモークサーモンに骨や皮が残っていないかを確認し、手で身をほぐして、【1】に加えます。味をなじませておきます。

3 別のボールに、卵と卵白を入れてよくかき混ぜ、塩とひきたてのこしょうを入れます。テフロン加工のフライパンを火にかけ、少量のオリーブオイルをスプレーするか、キッチンペーパーで塗ります。オムレツを1つずつ、つくっていきましょう。卵の生地をおたまでひとすくいし、フライパンに落としていきます。オムレツの真ん中に温かいポテトの具材とスモークサーモンの切り身を乗せます。フォークの背を使って、半分をフライパンの奥に反し、丸め込んでいきます。

4 オムレツができたら、1つずつお皿に盛りつけます。くし形レモンかスライスレモン、残ったパセリ、お好みでトーストした天然酵母パンを添えて（訳注：糖質を低く抑えたいときは、パンを添えないでおきましょう）、完成です。

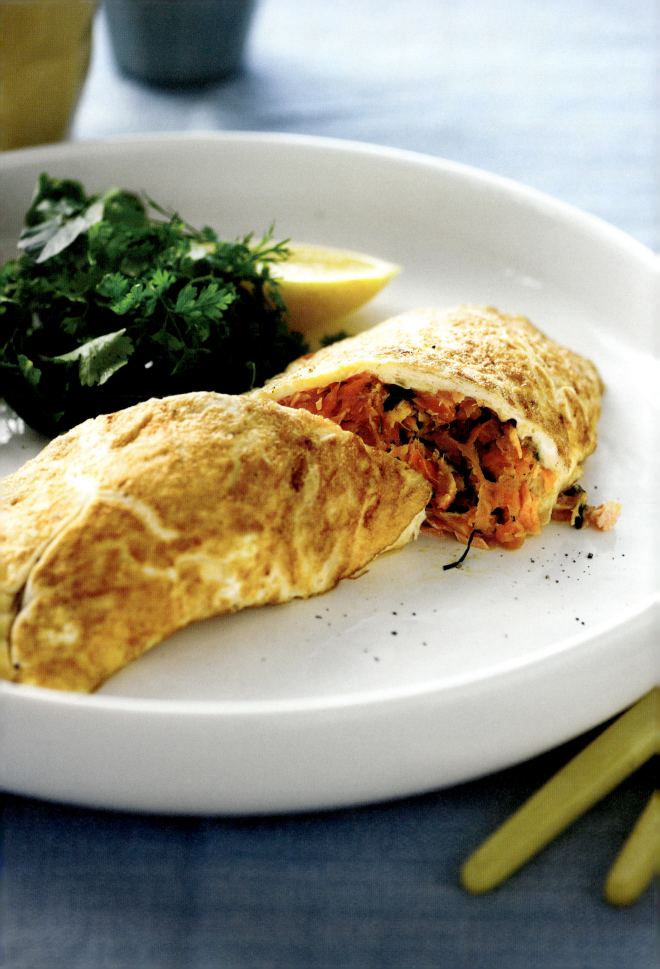

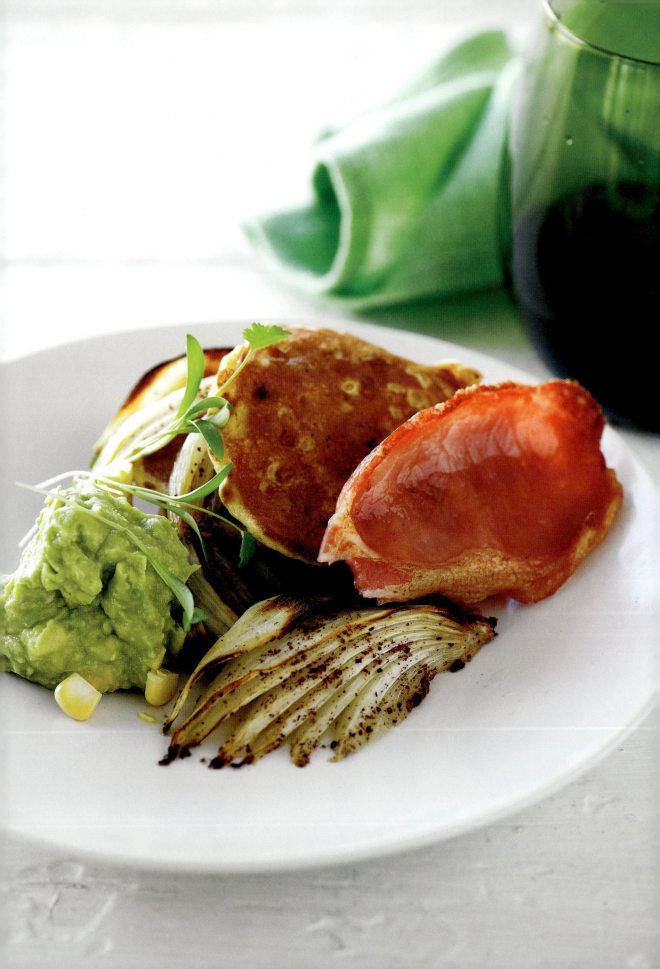

CHICKPEA & CORN FRITTERS WITH BACON & AVOCADO

ひよこ豆とトウモロコシのフリッター、ベーコンとアボカド添え

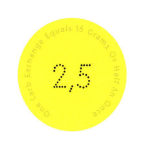

「お腹がいっぱいになって、栄養価も高い朝食。
僕はフリッターをつくっておいて、子供たちのお弁当の定番にしているよ」

材料（フリッター8つ分）

- たまねぎ（中）…1個
- サラダオイル…30ml
- 海塩とこしょう…少々
- スマックパウダー（訳注：酸味のある、中東のスパイス。インターネットなどで購入可能）…大さじ1と1/3
- 薄切りベーコン…4枚
- ナチュラルリコッタチーズ（もしくはp.31のレシピを参照）…120g
- 卵…3個
- 低脂肪乳…175ml
- 粗びき全粒粉…120g
- 重曹…小さじ1/2
- ひよこ豆（水煮缶）…300g
- 缶詰のスイートコーン（粒）…175g
- 熟したアボカド（皮をむき、タネを取り除いたもの）…1個
- レモン果汁…1/2個分

作り方

1. 付け合わせのたまねぎ、ベーコン、アボガドをつくっていきましょう。まずたまねぎの準備です。オーブンを180℃で予熱しておきます。たまねぎの皮を向き、8等分にくし形に切り、サラダオイルを少し回しかけ、海塩とこしょうで味をつけます。オーブンで20分間、柔らかく、焼き色がつくまで焼きます。オーブンから取り出し、スマックパウダーを振りかけましょう。盛り付けるまで、冷めないようにしておきます。
2. ベーコンは、カリカリになるまでフライパンで焼きます。
3. アボガドはボールに入れて、フォークの後ろで形がなくなるまでつぶします。海塩とこしょうで味を整え、レモン果汁の半量を加えましょう。
4. 次にフリッターをつくっていきます。まず、小さめのボールで、リコッタチーズが滑らかになるまで、泡立て機でかき混ぜます。その後、卵と低脂肪乳を加えて、さらにシャカシャカと泡立てます。少しずつ粗びき全粒粉と重曹を加えていき、モッタリと重たい衣の生地を作ります。
5. そして、ひよこ豆の半分量を粗くみじん切りにして、切っていないものと混ぜ、生地に加えます。スイートコーンも加えて、海塩とこしょうをひとつまみ入れて味を整えます。
6. テフロン加工のフライパンを火にかけ、油をスプレーし、生地をスプーンで落としています。直径8cmくらいの小ぶりのサイズにして、両面を3〜4分ずつ中火で焼きます。
7. 温めたお皿に、フリッターとアボカド、焼いたたまねぎ、薄切りベーコンを添えてでき上がりです。

APPLE AND ALMOND DUTCHIE PANCAKES
りんごとアーモンドのミニパンケーキ

「普通のパンケーキよりもタンパク質が摂取できる。
おいしい、おもてなしの朝食だね」

材料（4人分）
卵（大）…2個
バターミルク（訳注：低脂肪ヨーグルトと低脂肪乳で代用。p.31参照）…300ml
バニラエッセンス…少々
アガベシロップ…大さじ2と2/3
アーモンドプードル…250g
重曹…小さじ1/2
キヌア粉…250g
青りんご（皮つきですりおろしたもの）…1個
オリーブオイルのスプレー缶（揚げる用）
ヨーグルト…1/2カップ強
アーモンドスライス（アーモンドは皮つき）…1/2カップ強
アガベシロップ…大さじ1と1/3

作り方
1　撹拌用のボールに、卵、バターミルク、バニラエッセンス、アガベシロップを加えて泡立てます。そこにアーモンドプードル、重曹、キヌア粉を加えて、モッタリとした生地を作ります。さらに、すりおろした青りんごを加えたら、よく混ぜます。
2　パンケーキパンかワッフルメーカーを予熱し、オリーブオイルを少量スプレーして生地を落としていきます。軽く焼き目がつくまで両面を焼きましょう。
3　ヨーグルトとスライスしたアーモンドを添え、アガベシロップをかけたら、でき上がりです。

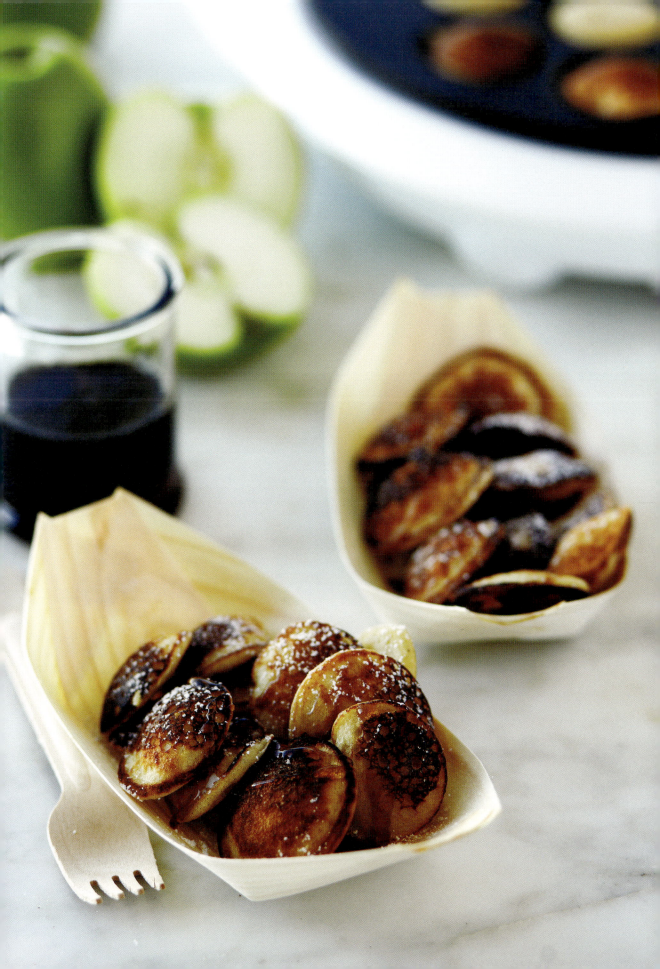

FIELD MUSHROOM, BACON & CHEESE QUINOA BAKE

マッシュルーム、ベーコンとキヌアのチーズ焼き　● QUINOA使用

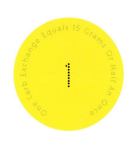

材料（6人分）
卵（大）…8個
低脂肪クリーム…90ml
ナチュラルリコッタチーズ（もしくはp.31のレシピ参照）…180g
削ったパルメザンチーズ…90g
削ったチェダーチーズ…90g
オリーブオイル…大さじ1と1/3
バター…大さじ1と1/3
にんにく（スライス）…1片
薄切りベーコン（大）…4枚
キノコ（ポットベラ、マッシュルーム、しいたけ、まいたけ、エリンギなどからお好みで）…500g
ゆでた赤キヌア…250g
ゆでた白キヌア…250g
海塩とこしょう…少々
赤唐辛子の酢漬け（p.59のレシピ参照）…適宜

作り方
1　下準備として、赤キヌアと白キヌアをゆでておきます（p.9参照）。
2　次に卵の生地をつくっておきます。ボールに、卵、低脂肪クリーム、すべてのチーズを合わせ、泡立たせましょう。
3　具材を調理していきます。オーブンを180℃に予熱しておきます。
4　温めた天板に、オリーブオイルとバターを溶かします。にんにくとベーコンを加え、オーブンで5分焼きましょう。くし形に切ったキノコを加えてさらに15分間焼きます。
5　にんにく、ベーコン、キノコをすべてパイ用の耐熱皿に移して、その上にゆでたキヌアを散りばめていきます。海塩、こしょうで味を整えたら、卵の生地を流し入れ、オーブンで15分焼きます。
6　これで完成です。アツアツでも冷たくてもおいしく召し上がれます。残ったチーズをスライスして散りばめたり、赤唐辛子の酢漬けやトマト、ルッコラのサラダを添えても良いでしょう。

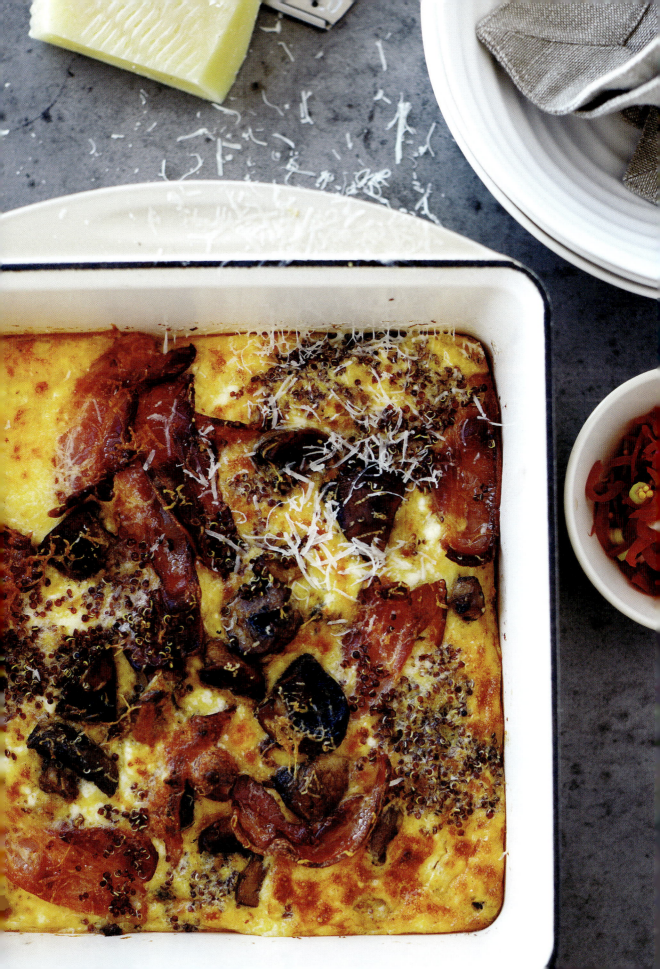

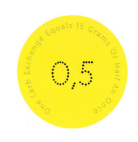

QUINOA RUMBLED EGGS
キヌアのスクランブルエッグ　● QUINOA 使用

「このレシピは自分流に好きにアレンジしてもらって構いません。
ローストしたパプリカ、フェタチーズを散らしたものもおいしくて、僕は好き」

材料（6人分）
卵（大）…8個
低脂肪クリーム…125ml
海塩とこしょう…少々
オリーブオイル…大さじ2と2/3
ズッキーニ（中：皮はそのままに、1cmのさいの目切りにしておく）…1個
赤たまねぎ（小：みじんぎりにしておく）…1個
にんにく（つぶして使用）…1片
粗びき唐辛子…小さじ1/4
黄ミニトマト（半分に切っておく）…60g
ミニトマト（半分に切っておく）…60g
生のバジル（葉の部分を千切りにする）…1束
ゆでた赤キヌア…250g
松の実（炒ったもの）…大さじ2と2/3

作り方
1　赤キヌアをゆでておきます（p.9参照）。
2　次に、中くらいのボールに、卵、低脂肪クリーム、海塩、こしょうを加えて軽く混ぜます。
3　テフロン加工のフライパンでオリーブオイルを熱し、さいの目に切ったズッキーニ、赤たまねぎ、つぶしたにんにくと粗びき唐辛子を加えて3分間炒めます。黄ミニトマトとミニトマト、バジル、ゆでた赤キヌアを加えて、さらに2分間、中火で炒めます。
4　火を強火にして、【2】の卵を流し入れて、木ベラで混ぜます。トロッとし始めるまで、混ぜ続けます。火から下ろし、味と辛さを調整しましょう。
5　スプーンでお皿に盛り、炒った松の実をふりかけたら完成です。

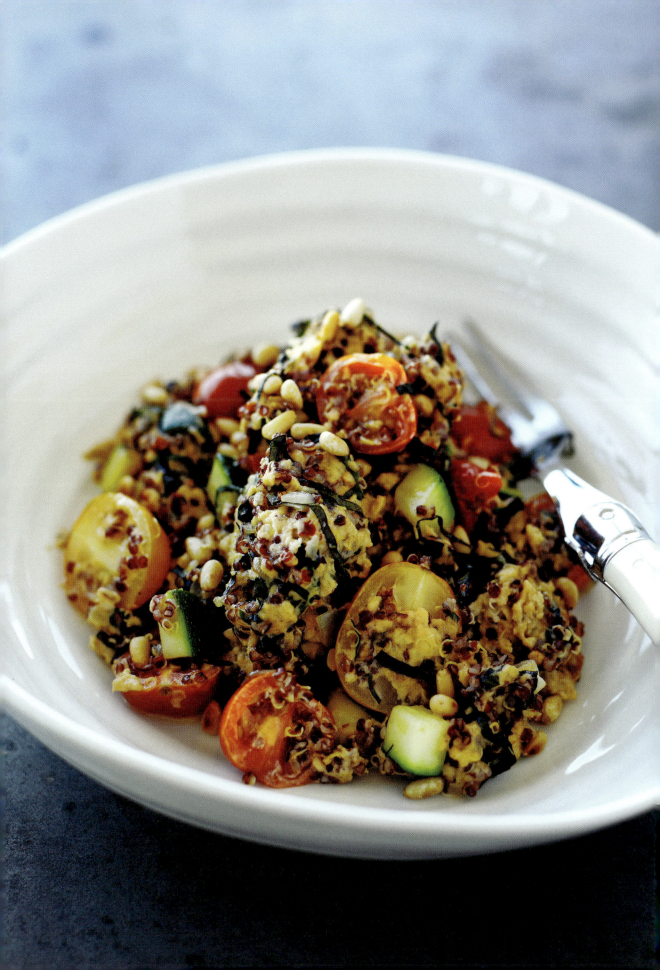

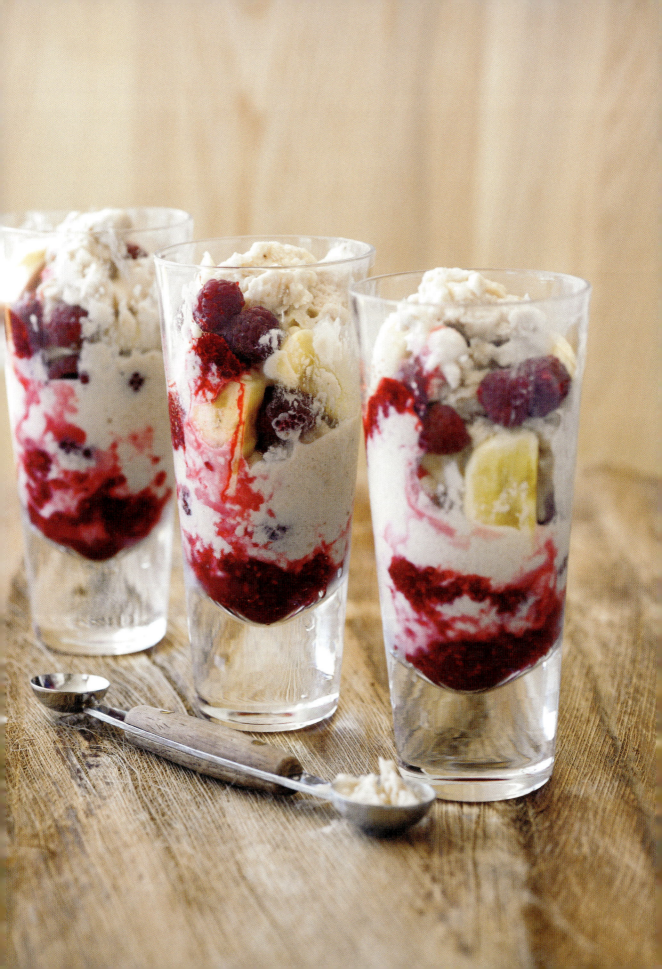

BANANA AND BERRY ICED SMOOTHIE
バナナとベリーのアイススムージー

「これは夏にぴったりの朝食です。熟したフルーツを使うのがポイント」

材料（4人分）
完熟バナナ（大：皮をむき、スライスして使用）…3本
レモンの果汁と皮…1/2個
アガベシロップ…大さじ1と1/3
低脂肪ヨーグルト…250ml
低脂肪乳…250ml
ふすま…250g
ラズベリー…150g

作り方
1　ミキサーに、バナナ、レモン、アガベシロップ、ヨーグルト、低脂肪乳、ふすまを入れてなめらかになるまで撹拌します。深さのある器に注ぎましょう。
2　ラップでふたをして、冷凍庫で約2時間か、半冷凍の状態になるまで固めます。
3　凍ったペーストをボールですくって、細長いグラスに盛り付けます。ラズベリーを上に乗せたら完成です。なるべくすぐに召し上がってください。

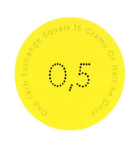

THICK & SPICY-SWEET SUNFLOWER BUTTER
ピリッと甘くて濃厚なヒマワリバター

「ピーナッツバターよりもヘルシーなペーストです」

材料（大きな器に1つ、あるいは24人分）
ヒマワリの種…300g
ライトオリーブオイル…大さじ1と1/3
ジンジャーパウダー…ひとつまみ
シナモン（粉末）…ひとつまみ
バニラビーンズ・ペースト…小さじ1/2
アガベシロップ…大さじ1と1/3

作り方
1. オーブンを180℃に予熱しておきます。
2. 天板にクッキングシートを敷き、ヒマワリの種を並べ、6〜8分間焼きます。焼き過ぎて、濃い茶色にならないように注意しましょう。焼き終わったら、オーブンから出して、冷ましておきます。常温に冷めたら、細かい粒になるまでミキサーかフードプロセッサーにかけます。機種にもよりますが、大体5〜10分ほどかけましょう。
3. 残りの材料を加え、さらに滑らかになるまで撹拌します。先ほどよりも長い時間撹拌します。アガベシロップやジンジャーパウダーの量を変えることによって、甘さと辛さを自分好みに調整しましょう。
4. 清潔な密閉ジャーに入れれば、保存可能（冷蔵庫で約3週間）です。

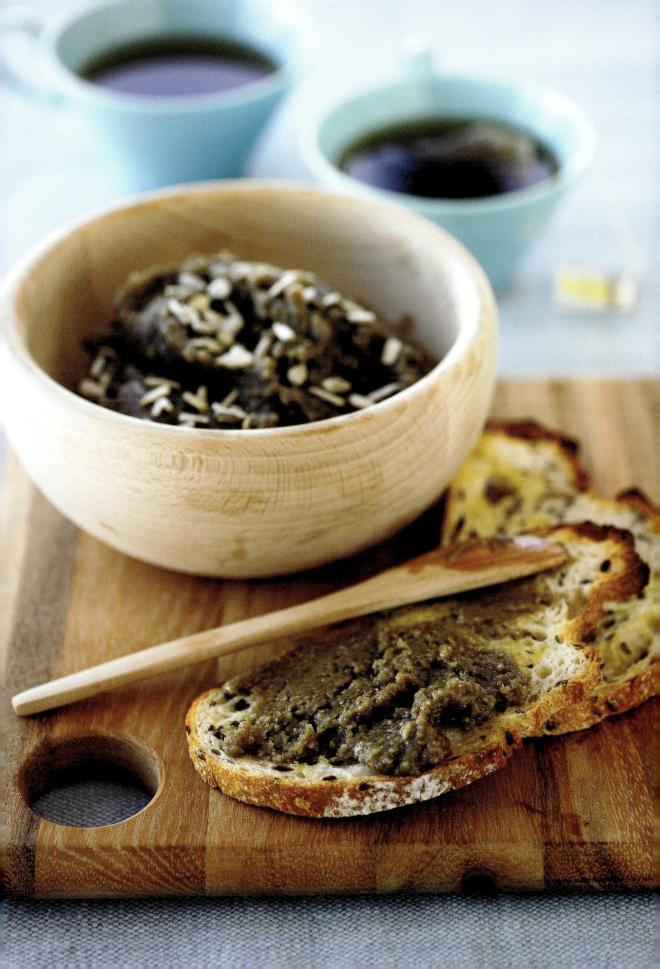

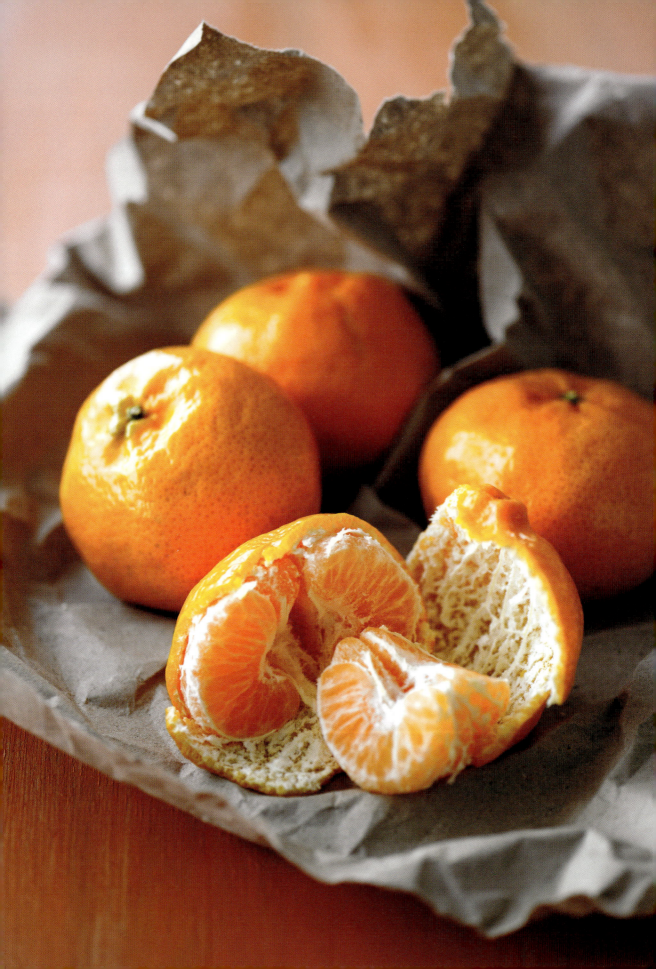

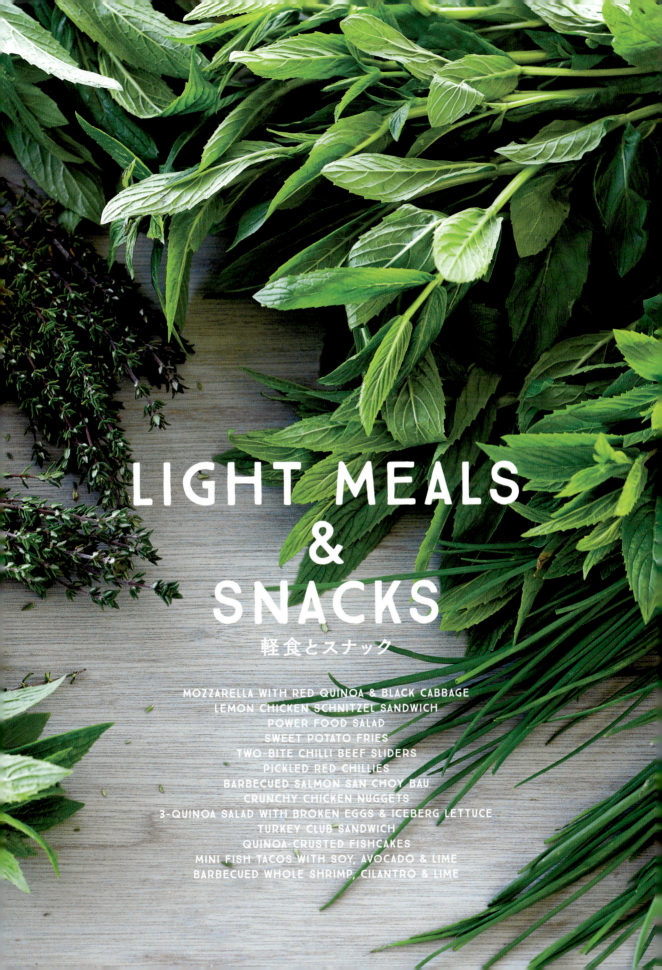

LIGHT MEALS & SNACKS
軽食とスナック

MOZZARELLA WITH RED QUINOA & BLACK CABBAGE
LEMON CHICKEN SCHNITZEL SANDWICH
POWER FOOD SALAD
SWEET POTATO FRIES
TWO-BITE CHILLI BEEF SLIDERS
PICKLED RED CHILLIES
BARBECUED SALMON SAN CHOY BAU
CRUNCHY CHICKEN NUGGETS
3-QUINOA SALAD WITH BROKEN EGGS & ICEBERG LETTUCE
TURKEY CLUB SANDWICH
QUINOA-CRUSTED FISHCAKES
MINI FISH TACOS WITH SOY, AVOCADO & LIME
BARBECUED WHOLE SHRIMP, CILANTRO & LIME

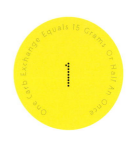

MOZZARELLA WITH RED QUINOA & BLACK CABBAGE

赤キヌアと黒キャベツの
モッツァレラチーズサラダ ● QUINOA 使用

「僕はこのサラダをローストチキンと一緒に食べるのが大好きだ」

材料（6人分）
トマト（大）…4つ
海塩とこしょう…少々
黒キャベツ*…3枚
にんにく…1かけ
赤ワインビネガー…大さじ2と2/3
ベルギーエシャロット…2つ
オリーブオイル…60ml
レモン果汁と皮…1個分
粗びき唐辛子…1つまみ
赤キヌア（ゆでたもの）…250g
モッツァレラチーズ…2玉
赤チコリ…1玉
スイートバジル…1玉

作り方

1. トマトを熱湯に20秒入れ、取り出して冷水ですぐに冷やします。その後、皮をむいて、表面の水分を取ったら、1cm幅でスライスします。海塩とこしょうで味を整え、常温に戻しておきます。
2. 黒キャベツは洗って水を切り、よく切れる包丁で刻みます（細い千切りにする）。
3. ボールに、にんにく、赤ワインビネガー、ベルギーエシャロット、オリーブオイル、レモン果汁と皮を入れます。10分、味をなじませてから、刻んだ黒キャベツと粗びき唐辛子を入れてよくかき混ぜましょう。その後、最低でも10分は味をなじませます。味がなじんだら、ゆでた赤キヌアを入れ、ひきたてのこしょうをたっぷり加えて、味を調整します。
4. モッツァレラチーズの水を切り、1cm幅でスライスします。
5. セルクル型の中に、スプーンでキヌアとキャベツのサラダを敷き、その上にトマトとモッツァレラチーズを交互に重ねるように、円を描きながらトッピングしていきます。赤チコリとスイートバジルで飾り付けをし、少量のオリーブオイルをかけたらでき上がりです。

NOTE

*黒キャベツは日本で手に入りにくいので、ケールか紫キャベツで代用可。

LIGHT MEALS & SNACKS

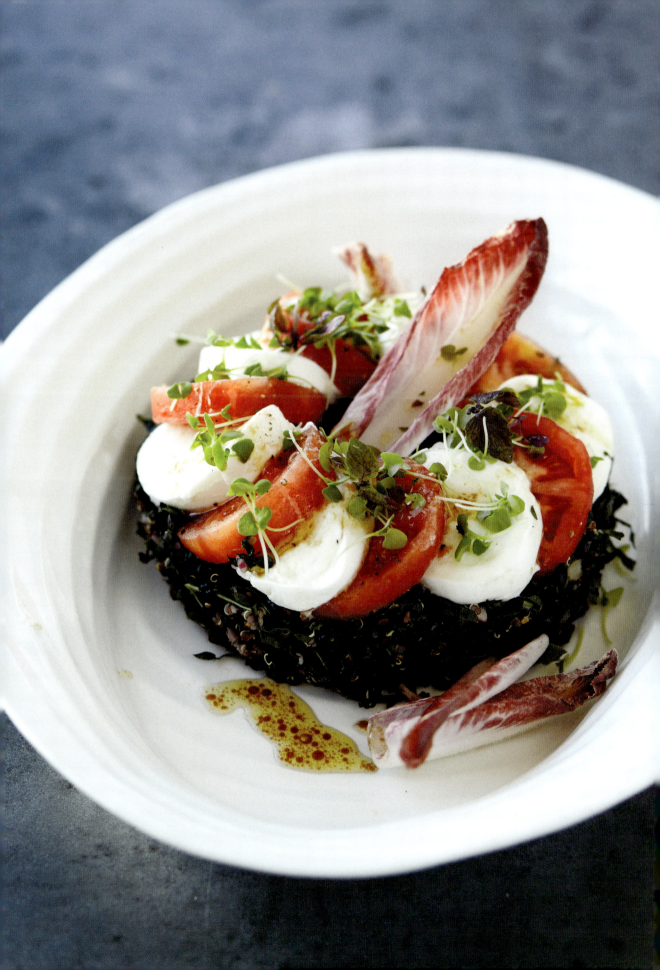

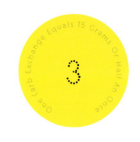

LEMON CHICKEN SCHNITZEL SANDWICH

レモン風味のチキンシュニッツェル・サンドイッチ

「栄養が偏りがちなサンドイッチもバランスの取れた食事になる」

材料（4人分）

鶏むね肉…2枚
1日経過した天然酵母パン（パン粉用）…厚切り2枚
アーモンドプードル…大さじ2と2/3
白ゴマ…小さじ2
かぼちゃの種…大さじ2と2/3
小麦粉…大さじ2と2/3
卵（あらかじめ溶いておく）…1個
サラダオイル（揚げるときに使用）…少量

マスタード・マヨネーズ
ディジョン・マスタード…小さじ3
低脂肪マヨネーズ…大さじ4

包むもの
焼きたての天然酵母のロールパン
サラダリーフ
スライスしたアボガド
スライスしたトマト

作り方

1. 鶏むね肉を均等の厚さになるよう、横半分に切り、2枚に分けます。肉にラップをかぶせ、肉タタキで薄くなるようにたたきましょう。
2. 天然酵母パンの皮部分を取り除き、中の柔らかい部分が砕けるまでフードプロセッサーにかけます。アーモンドプードル、白ゴマ、かぼちゃの種を入れて、さらに1、2回撹拌します。できたタネは平たい皿かトレーに移しておきます。
3. むね肉に小麦粉をまぶし、溶いた卵の中に入れます。さらにその上からさきほど準備した【2】のパン粉をまぶします。テフロン加工のフライパンに少量のサラダオイルを入れ、中火で肉を揚げましょう。火が通り、黄金色になったらペーパータオルに上げて、余分な油を落とします。
4. 仕上げとして、準備した具材を重ねていきましょう。まずマヨネーズとマスタードを混ぜ合わせて、半分に切ったロールパンに塗ります。スライスしたアボガド、トマト、そしてフライしたむね肉を順番にのせてきます。最後に、サラダリーフをはさんででき上がりです。

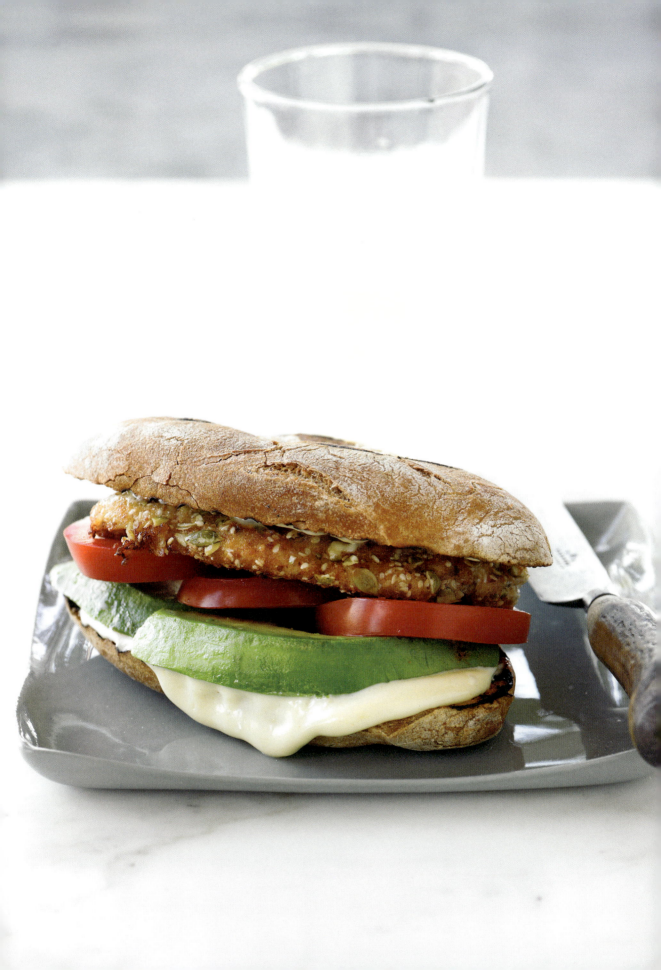

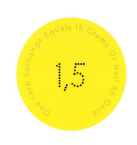

POWER FOOD SALAD
パワーフード・サラダ

「エナジーあふれる一皿。
　僕はいつも低脂肪のフェタチーズを添えて食べている」

材料（4人分）

ひよこ豆(缶)…150g	キュウリ（みじん切りにしておく）…1本
ミックスビーンズ(缶)…150g	新鮮なさやえんどう…250g
赤たまねぎ（大：みじん切りにしておく）…1個	ディル（葉の部分を使用）…1束
青りんご…1個	ホットスモークサーモン（フレーク状）…180g
セロリ（大）…2本	かぼちゃの種…大さじ1と1/3
にんじん…1本	ヒマワリの種…大さじ1と1/3
レモンの皮と果汁…1/2個分	オリーブオイル…大さじ2と2/3
卵白…6個分	低脂肪フェタチーズ…削りおろす（お好みで）

作り方

1. ひよこ豆とミックスビーンズを缶から出して洗った後、水をきり、みじん切りにした赤たまねぎと一緒にボールに入れます。
2. ジューサーを使って、青りんご、セロリ1本とにんじんを絞ります。そこにレモン果汁と皮を加え、ひよこ豆と赤たまねぎを和えたものと合わせます。ふたをして、冷蔵庫で一晩寝かせておきましょう。
3. 卵白を軽く泡立たせ、テフロン加工の大きめのフライパンに注ぎます。両面を数分ずつ焼き、でき上がったオムレツはまな板の上に乗せて、丸めていきます。少し冷ました後、スライスします。
4. 一晩寝かせておいたブイヨンから豆ミックスを取り出し、大きなボールに移し替えます。ブイヨンは捨てずに保管しておきます。残りのセロリを薄切りにして、豆ミックスに加えましょう。さらにキュウリ、さやえんどう、ディル、ホットスモークサーモン、かぼちゃの種、ヒマワリの種を入れて混ぜ合わせます。
5. 取っておいたブイヨンは半量だけオリーブオイルと和えて、サラダにかけます。これででき上がりです。お好みで、粗くちぎったフェタチーズをかけても良いでしょう。

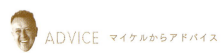 ADVICE　マイケルからアドバイス

ホットスモークサーモン（スモークサーモンを加熱したもの）は良質なスーパーか食品店で取り扱っている。なければ、代わりに焼いた鮭でも良い。

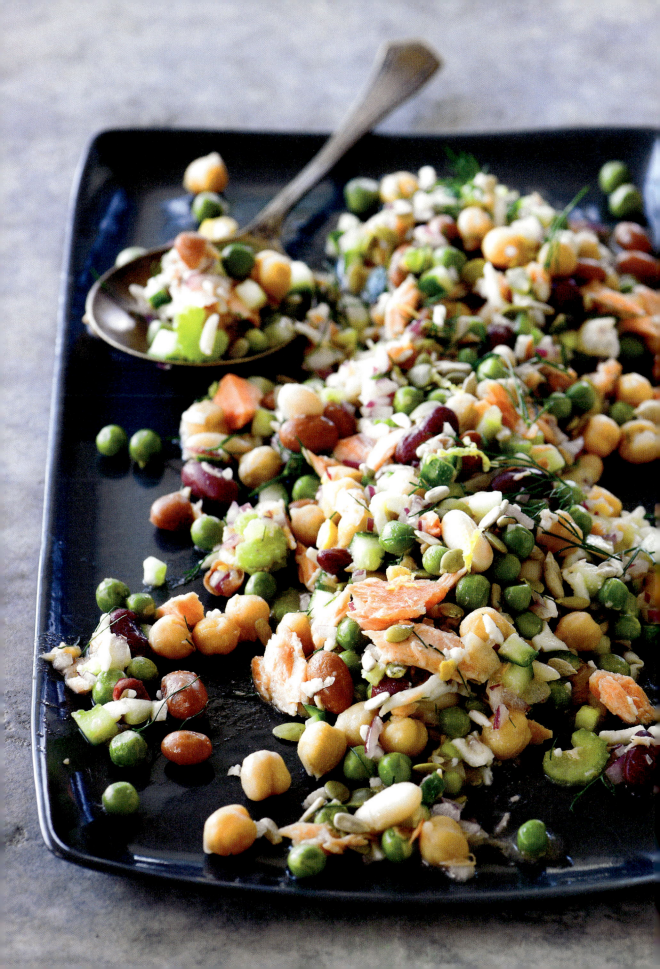

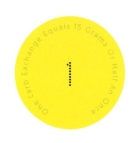

SWEET POTATO FRIES
スイートポテトフライ

「ジャガイモのポテトフライは食べるべきじゃないけど、
我慢できないときには、サツマイモを使えば、
食物繊維が豊富でGI値も低く、栄養価も高いからOKさ」

材料（4人分）
サラダオイル…600ml
サツマイモ（皮はむいておく）…300g
フレーク状の海塩…ひとつまみ

作り方
1. 深い鍋にオイルを、鍋の高さの半分よりも上に超えないように気をつけて入れ、150℃に熱します。
2. サツマイモを縦長に拍子切りにし、静かに鍋に入れます。150℃の温度で、サツマイモが柔らかくなり始め、色づく前の状態になるまで3分ほど揚げます。
3. ゆっくりと油から上げます。
4. 仕上げに油を175℃まで熱し、再度、サツマイモをゆっくりと油に入れていきます。黄金色に色づいて、カリッとなったら完成です（揚げ時間はだいたい2〜3分）。すぐに油から上げて、ペーパータオルに置いて油を切ります。
5. 海塩フレークで味を整えたら、でき上がりです。

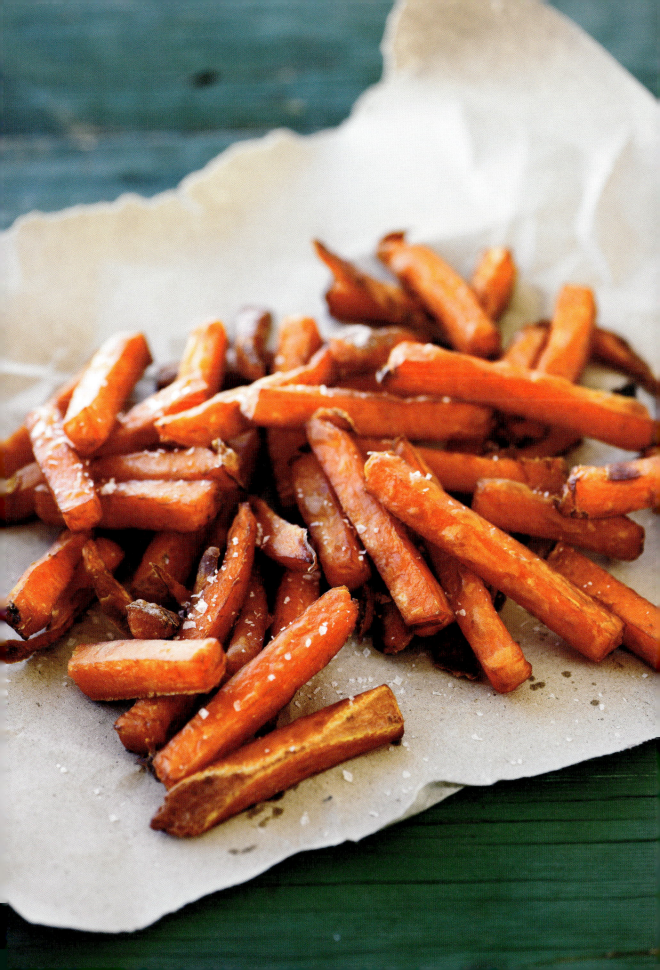

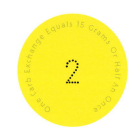

TWO-BITE CHILLI BEEF SLIDERS
2口サイズのチリビーフ・ミニバーガー

「誰もが好きなミニバーガー。
このレシピのチリはスパイシーだけどそこまで辛くない」

材料（ハンバーガー4つ分）

ビーフパテ
赤身の牛ひき肉…240g
卵…1個
オニオンパウダー…1つまみ
海塩とこしょう…少々
天然酵母のパン粉…大さじ2と2/3
ウスターソース…小さじ1/2
イングリッシュマスタード（訳注：ホットドッグ等に使用する黄色いマスタード）…小さじ1/2
ホースラディッシュ…小さじ1/2

その他の材料
ハンバーガー用の小さいゴマ付きバンズか
　ブリオッシュ…4つ
低脂肪マヨネーズ…大さじ2と2/3
レタスの葉（小）…4枚
赤唐辛子の酢漬け（p.59参照）…大さじ2と2/3

作り方

1. パテから調理していきます。まずボールに牛ひき肉の材料（上述）をすべて入れて混ぜます。次に均等に4分割して、パレットナイフを使って小さなバーガー状に成型します。クッキングシートの間にはさみ、焼く直前まで冷蔵庫で寝かせておきます。
2. 熱したバーベキュープレート（網目の鉄板）かテフロン加工のフライパンでパテを両面2分ほど、自分の好みの加減で焼きます。これでパテは完成です。
3. 次にバンズを用意していきましょう。バーガー用のバンズを横半分に切り、軽くトーストします。下半分に低脂肪のマヨネーズを塗ります。小さなレタスの葉を乗せて、次にパテ、その上に赤唐辛子の酢漬けをスプーンで乗せます。1つ1つのハンバーガーを竹串で上から差し込んだら、でき上がりです。

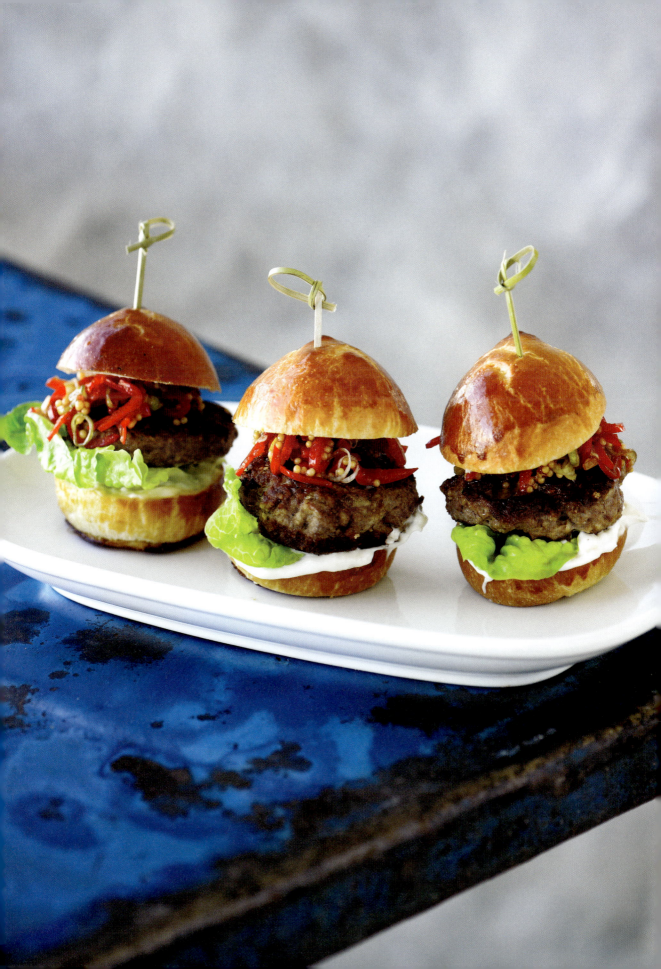

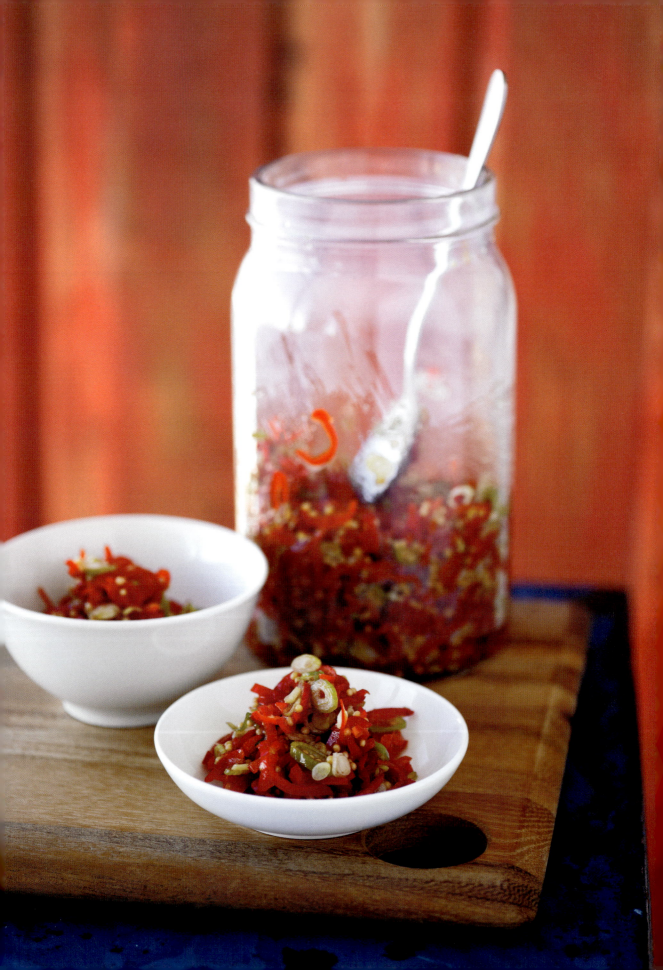

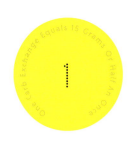

PICKLED RED CHILLIES
赤唐辛子の酢漬け

「僕は市販のチリソースよりも、こっちのほうが断然好き。
ちょっと刺激が必要なときに使用してほしい。冷蔵庫の常備食だね」

材料（6人分）
マスタードシード*…小さじ1/2
水…250ml
赤ワインビネガー…大さじ4
赤たまねぎ（薄切り）…1個
レモン（スライスして使用）…1個
グラニュー糖…大さじ1と1/3
海塩…ひとつまみ
赤唐辛子（中：スライスして使用）…8個
アガベシロップ…大さじ1と1/3
オリーブオイル…大さじ1と1/3

作り方
1　小さな鍋を弱火で温め、マスタードシードを入れて1分ほど炒ります。そこに水、赤ワインビネガー、赤たまねぎとレモンスライスを加えます。沸騰したらグラニュー糖と海塩を加えます。
2　次に赤唐辛子を入れて、再度沸騰させます。沸騰したらすぐに火から下ろして、鍋の中で冷ましていきましょう。
3　あら熱が取れたら、レモンを取り除き、赤唐辛子を濾します。赤唐辛子を小さなボールに入れ、アガベシロップとオリーブオイルを回しかけたら、完成です。

NOTE
*マスタードシードは健康食品店やスパイス専門店などで購入することができます。

LIGHT MEALS & SNACKS

BARBECUED SALMON SAN CHOY BAU

バーベキューサーモンのレタス包み

「家族みんなで分けあって楽しめるパーティー料理だね」

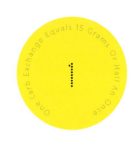

材料（4人分）
しょうゆ…小さじ2
アガベシロップ…小さじ1
焼いたサーモン…2枚
ジンジャーパウダー…ひとつまみ
サラダオイル…大さじ1と1/3
ワケギ…1束
赤パプリカ（さいの目切り）…1つ
スイートコーン（缶）…大さじ2と2/3
ゆでた玄米…250g
一味唐辛子…ひとつまみ（お好みで）
もやし…250g
レモン果汁…1個分
レタス（大：ロメインレタスやサンチュなど）…1玉
塩とこしょう…少々

作り方

1. 小さなボールにしょうゆとアガベシロップを混ぜ合わせ、焼いたサーモンにはけで塗ります。ジンジャーパウダーをまぶし、冷蔵庫で最低でも30分か、一晩寝かします。

2. 中華鍋かテフロン加工のフライパンでサラダオイルを熱した後、サーモンを両面2分ずつサッと焼き、皿に移します。1、2分休ませてから、フォークで身を細かくほぐしたら、そのまま置いておきましょう。

3. 同じ中華鍋にワケギ、赤パプリカとスイートコーンを入れて、3分間炒めます。玄米と、お好みで一味唐辛子を入れ、大さじ1の水を加えます。そこにほぐしたサーモンと残り汁を入れて、さらに1分間炒めます。ベタベタではないけども、しっとりしている状態がベストです。そこにもやしも加えましょう。最後にレモン果汁と塩とこしょうで味を整えたら、でき上がり。レタスの葉の中に包んで、盛り付けましょう。

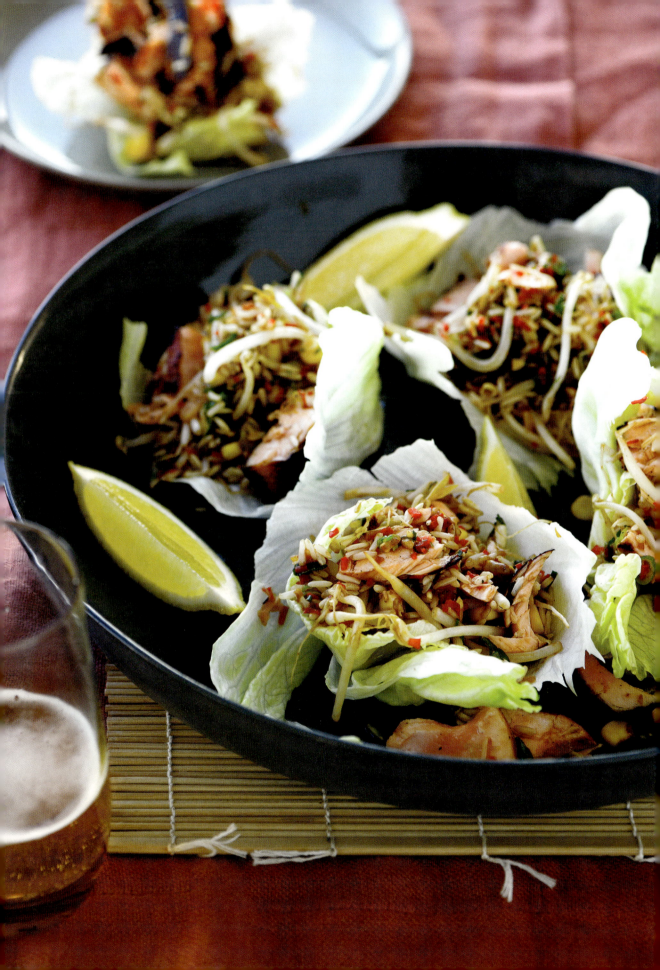

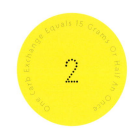

CRUNCHY CHICKEN NUGGETS
そばの実を使った、カリカリチキンナゲット

「僕は唐揚げが大好きなんだけど、このレシピは低GI値で、最高！
通常のパン粉よりも、そばの実のほうが油を吸わないんだ」

材料（4人分）
鶏むね肉（皮なしを使用）…500g
バターミルク（訳注：低脂肪ヨーグルトと低脂肪乳で代用可。p.31参照）…355ml
全粒小麦粉…90g
海塩とこしょう…少々
パプリカパウダー…ひとつまみ
そばの実*…240g
アーモンドプードル…120g
サラダオイルかキャノーラオイル（揚げるときに使用）
…355ml

ディップ用ソース
ライト・サワークリーム…175g
生のチャイブ（刻んでおく）…1房
レモンの皮と果汁…1個分

作り方
1 鶏むね肉を3cmの大きさに切り、冷蔵庫で寝かしておきます。
2 浅めのボールにバターミルクを注ぎます。別の浅めのボールに小麦粉を入れて海塩とこしょう、パプリカパウダーで味付けしておきます。そばの実はすり鉢で、粒が割れるくらいまですりつぶします。すりつぶしたそばの実とアーモンドプードルを混ぜ合わせて、皿に敷いておきましょう。
3 寝かしておいたむね肉に味付けした小麦粉をまぶし、バターミルクにつけ入れ、最後にそばの実とアーモンドプードルをまぶします。むね肉にまんべんなくつくようにしましょう。
4 手のひらで優しく丸めて形を整えたら、クッキングシートの上に丸めたむね肉を並べ、冷蔵庫で揚げるまで冷やしておきます。
5 その間に、小さいボールの中で、サワークリームと刻んだ新鮮なチャイブとレモンの皮と果汁を混ぜ合わせ、ディップ用ソースを準備します。
6 深い鍋かフライヤーでサラダオイルを175℃に熱し、【4】を慎重に4分ほど揚げていきましょう。揚げ終わったら、サラダオイルから取り出し、キッチンペーパーの上で油を切ります。アツアツのうちに【5】のソースと一緒に召し上がってください！

NOTE
*そばの実はインターネットや健康食品店などで購入することができます。

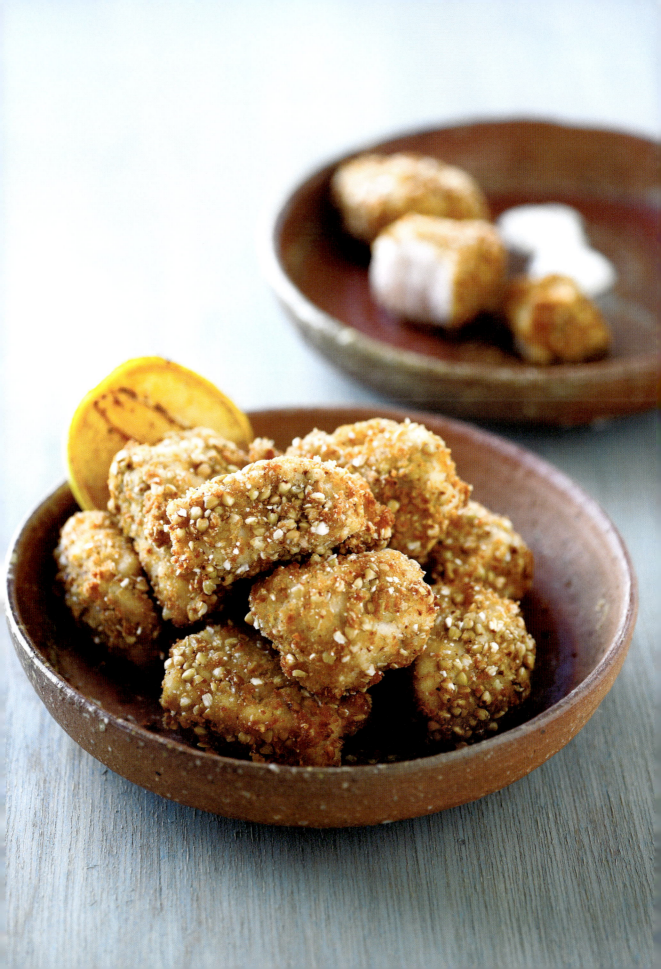

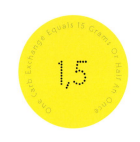

3-QUINOA SALAD WITH BROKEN EGGS & ICEBERG LETTUCE

3種のキヌア、半熟卵とレタスのサラダ　● QUINOA使用

「ナッツオイルの効いたドレッシングは、キヌアとの相性がバツグン！」

材料（6人分）
ゆでた赤キヌア…250g
ゆでた白キヌア…250g
ゆでた黒キヌア…250g
ホワイトビネガー…大さじ1
卵（大）…4個
レタス（中）…1玉
ベビーハーブミックス…適宜

ドレッシング
オリーブオイル…60ml
ヘーゼルナッツオイル…大さじ1と1/3
薄口しょうゆ…小さじ1
レモン果汁…1/2個
アガベシロップ…小さじ1
海塩とこしょう…少々

作り方
1　ドレッシングの材料をすべて小さなジャーに入れます。ふたをして、全体がなじむまで振ります。3種類のキヌア（ゆでておきましょう）をそれぞれ違うボールに入れて、ドレッシングを1/3ずつからめていきます。海塩とこしょうで味を整えます。
2　中鍋で水を沸かして、海塩、こしょうとホワイトビネガーで味をつけます。再度沸騰させます。沸騰したお湯の中に卵を割り入れて、柔らかさを残すように3分ほどゆでます。
3　レタスを大きめのくし形にカットして、皿に盛ります。それぞれのキヌアを皿に盛り、ポーチドエッグを上に乗せます。ベビーハーブミックスをちぎってちらしたら、でき上がりです。小さなナイフで黄身をつぶしながら召し上がってください。

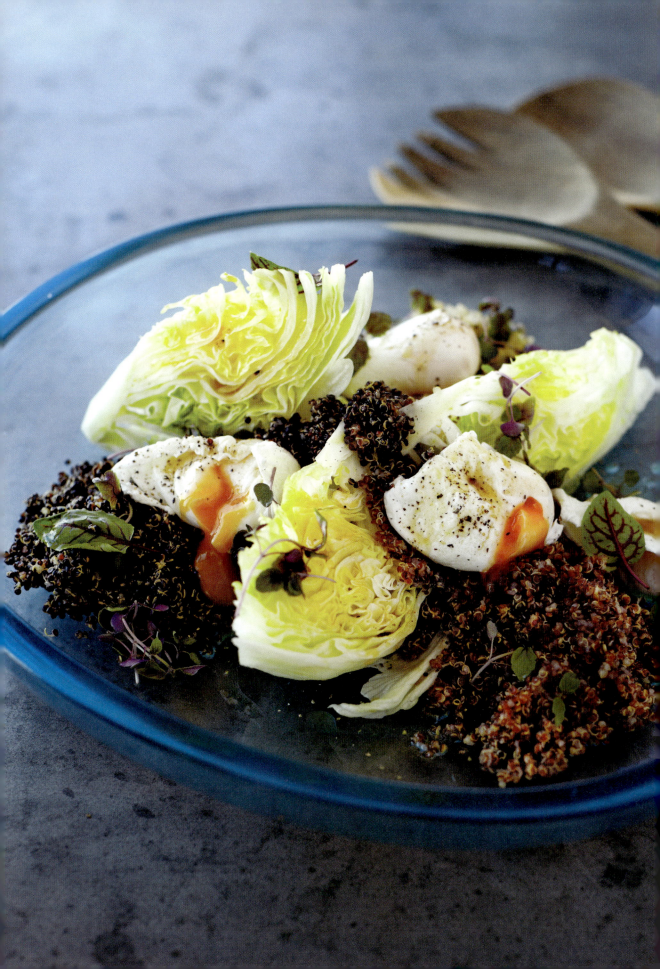

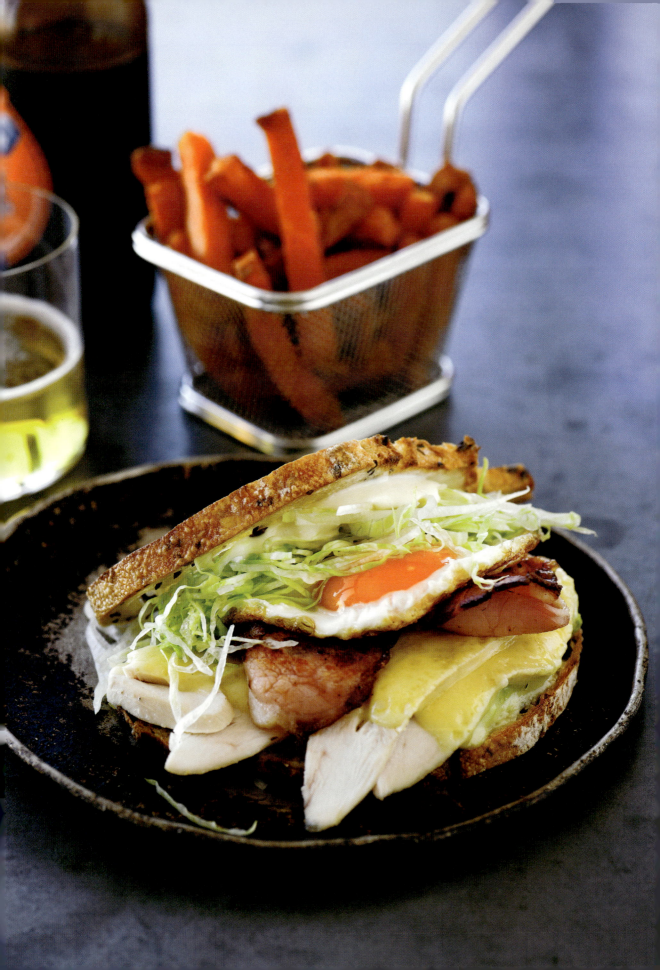

TURKEY CLUB SANDWICH
七面鳥のクラブサンドイッチ

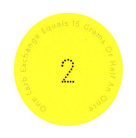

「僕の大好きなサンドイッチ。高タンパクで、なおかつおいしい！」

材料（4人分）
赤たまねぎ（小：みじん切りにしておく）…1個
にんにく（つぶして使用）…1/2
アボカド（皮と種を取り除いておく）…2個
海塩とこしょう…少々
レモン汁…1個分
オリーブオイル…大さじ1と1/3
薄切りベーコン…4枚
マルチグレインブレッド（雑穀入りパン）…8枚
バター…60g
ターキーブレストハム（裂いて使用）…240g
脂肪分少なめのエメンタールチーズ…8スライス
卵（大）…4個
レタス（千切りにしておく）…1/2玉
低脂肪マヨネーズ…大さじ2と2/3
お好みで…スイートポテトフライ（p.54参照。糖質交換単位には含まず）

作り方
1. オーブンを180℃に予熱しておきます。
2. すり鉢に赤たまねぎ、にんにく、アボカドを入れ、ワカモレをつくります。海塩とこしょう、レモン汁で味をつけます。
3. テフロン加工のフライパンをオリーブオイルで熱した後、ベーコンを2分くらい焼きます。ペーパータオルで油を切っておきます。
4. マルチグレインブレッド4切れをトースターかグリルで焼いて、バターを塗り、天板に並べます。焼いたパンにスプーン1杯分のワカモレを乗せ、その上に裂いたターキーブレストハムとベーコンを乗せます。スライスしたチーズも乗せて、オーブンに入れましょう。
5. ベーコンを焼いたフライパンに卵を落とし、目玉焼きをつくります。目玉焼きができたら、余分な油をペーパータオルで拭き取っておきます。残りのマルチグレインブレッドもトーストしましょう。
6. チーズがベーコンの上まで溶け始めたら、オーブンから取り出します。そこに、千切ったレタスと少量のマヨネーズを重ねます。さきほど焼いた目玉焼きをマヨネーズの上に乗せ、バターを塗ったパンで挟みます。両側を小さな木の串で刺したら、細切りか、くし形など好みの形に切り分けます。
7. お好みで、スイートポテトフライやトマトソースと一緒に食べるのも良いでしょう。

LIGHT MEALS & SNACKS

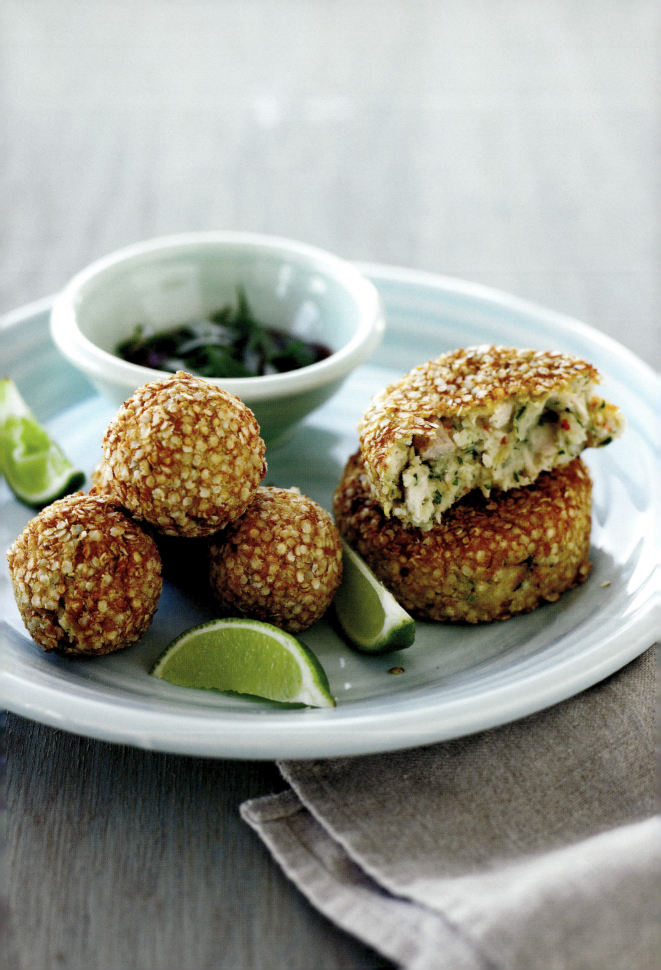

QUINOA-CRUSTED FISHCAKES

キヌアクランチのフィッシュケーキ 🍊 QUINOA使用

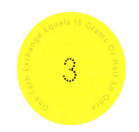

「キヌアフレークはパン粉よりもカリッとした食感で揚がり、
使用する油も少なくて済む」

材料（8［大］～16［小］個の団子分）
ジャガイモ（皮をむき、サイの目切りに）…300g
ツナ缶…300g
赤たまねぎ（みじん切りにしておく）…1玉
豆板醤…小さじ2
赤唐辛子（中）…1個
卵…2個
イタリアンパセリ（みじん切りにしておく）…1束
牛乳…大さじ2と2/3
海塩とこしょう…少々
キヌアフレーク*…120g
小麦粉…80g
サラダオイル（揚げるときに使用）…適量

作り方
1 まずマッシュポテトをつくっていきます。沸騰したお湯の中で柔らかくなるまでジャガイモをゆでます。ゆでた後は、水を十分に切り、なめらかになるまでつぶしていきます。熱が冷めるまで置いておきましょう。

2 次にツナ缶の水気を切ったら、ボールに入れ、みじん切りにしておいた赤たまねぎ、豆板醤と赤唐辛子を入れます。そこに先ほどつくったマッシュポテトと卵1つ、みじん切りにしたイタリアンパセリも加えます。よく混ぜて、海塩とこしょうで味を整えます。硬くて乾いたタネができ上がります。

3 できたタネは8～16個に分けて、団子をつくるように手の中で丸めます。お皿に並べ、冷蔵庫で30分寝かせましょう。

4 その間、衣の準備をします。小さなボールに残りの卵と牛乳を入れて軽く混ぜ、海塩とこしょうで味を整えます。さらに2つのボールを用意して、キヌアフレークと小麦粉を別々に入れておきます。初めにツナ団子を軽く転がして、小麦粉をまぶしていきます。次に卵の生地に漬けて、最後にキヌアフレークの中に入れます（キヌアフレークはしっかり押さえてつけておきましょう）。小さな形に成型をしたら、パレットナイフを使用して余分なキヌアフレークを落とします。

5 フライパンでサラダオイルを熱した後、両面を2、3分ずつ、カリッとキツネ色になるまで揚げ、ペーパータオルに取って油を切ります。これで完成です。

NOTE

*キヌアフレークは日本で手に入りにくいですが、このレシピは参考のために掲載しています。アーモンドスライスかココナッツファインを衣に使ってもおいしくできます。

LIGHT MEALS & SNACKS

MINI FISH TACOS WITH SOY, AVOCADO & LIME

ブリとアボカド、ライムのミニタコス

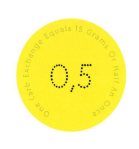

「タコスはパーティーでのフィンガーフードとして、
あるいは家族と映画を見るときのおやつとしても最適！」

材料（小さなタコス8個分）

ブリ（さしみ用）…120g
ワケギ（小）…1束
レモングラス（小：みじん切り）…1本
赤唐辛子（中：みじん切り）…1個
ライム…1個
アボカド…1/2個
海塩とこしょう…少々
生姜（すり下ろして使用）…1かけ
しょうゆ…小さじ1/2
パクチー…1束
タコスの皮（小）…8個

作り方

1. 大きなナイフを使用して、ブリを細かく刻み、小さなボールにワケギ、レモングラス、赤唐辛子と一緒に入れます。
2. ライムを半分に切ります。切ったうちの1つを、4等分にくし形に切ります。もう半分の皮と果汁をブリにかけます。さらに、生姜、しょうゆと半量のパクチーをブリに加えます。味見をしながら、味を整えてください。
3. 別のボールでアボカドを滑らかなペースト状になるまでフォークで潰し、海塩とこしょうで味をつけます。
4. 中身を入れるために、タコスの皮をスタンドの間に置くか、小さなお皿の間に置きます。スプーンでブリの具材を入れ、大さじ1杯のアボカドを乗せ、残りのパクチーを振りかけて完成です。

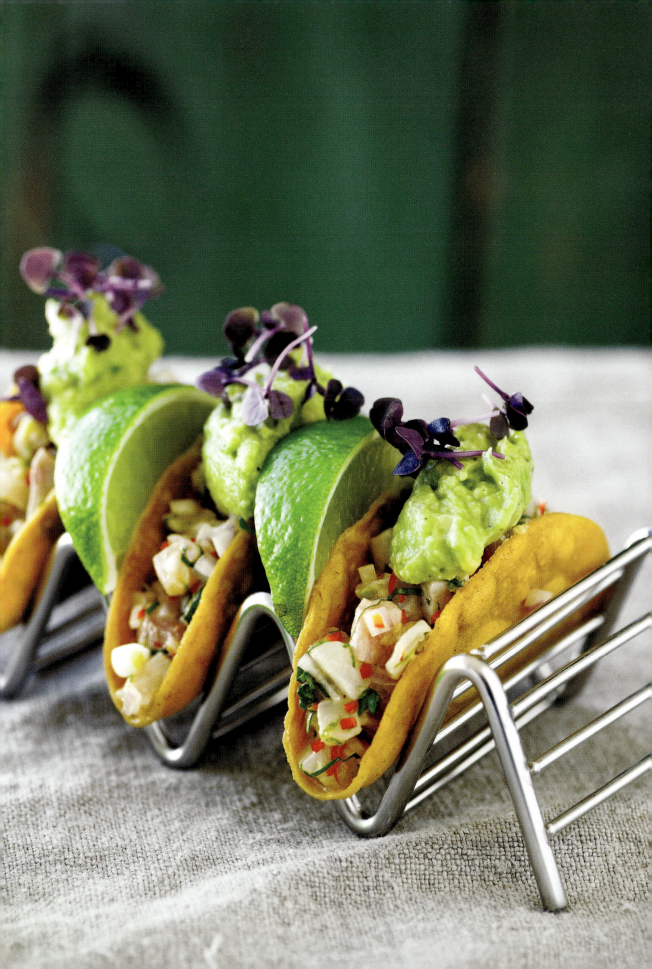

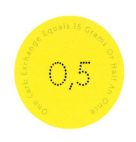

BARBECUED WHOLE SHRIMP, CILANTRO & LIME

丸ごとエビのバーベキュー　ひよこ豆、パクチー、ライムのサルサ

「この一皿はつくるのが簡単で、風味も爽やか。
　食感も軽くておいしい。お好みで唐辛子を加えても良いし、
　エビをサーモンかチキンに変えてもおいしくできる」

材料（4人分）
赤唐辛子（中）…3個
にんにく…1かけ
アガベシロップ…大さじ1と1/3
ライム果汁…2個分
エビ（殻つき：大）…12尾
オリーブオイル…大さじ4
レモン…1個
ひよこ豆（水煮缶）…300g
ナンプラー…小さじ1
パクチー…1/2房
ワケギ…1/2束

作り方
1　すり鉢の中に赤唐辛子とにんにくを入れて、すりこぎで粗いペースト状になるまでつぶします。アガベシロップを入れて、ライム果汁も加えておきます。
2　次にエビを焼いていきます。あらかじめバーベキューグリルか鉄板を熱しておきます。殻つきのままのエビにオリーブオイルを一塗りしてグリルで両面を2分ずつ焼きます。焦げて、赤く色づいたら、火から上げる頃合いです。その合間に、レモンを半分に切り、切った断面を下にして、グリルで焼きましょう。
3　ひよこ豆をザルに空けて、水分を切ります。ひよこ豆は残りのオリーブオイルとナンプラーと一緒に【1】に加えます。混ぜてなじませておきましょう。粗くパクチーの葉を刻み、半量を小口切りにしたワケギと一緒に加えます。
4　エビをグリルから取り出し、熱いうちに皿に並べます。焼いたレモンをそばに添え、つくったドレッシングを熱いエビの上にかけます。残りのパクチーの葉を振りかけて、でき上がりです。

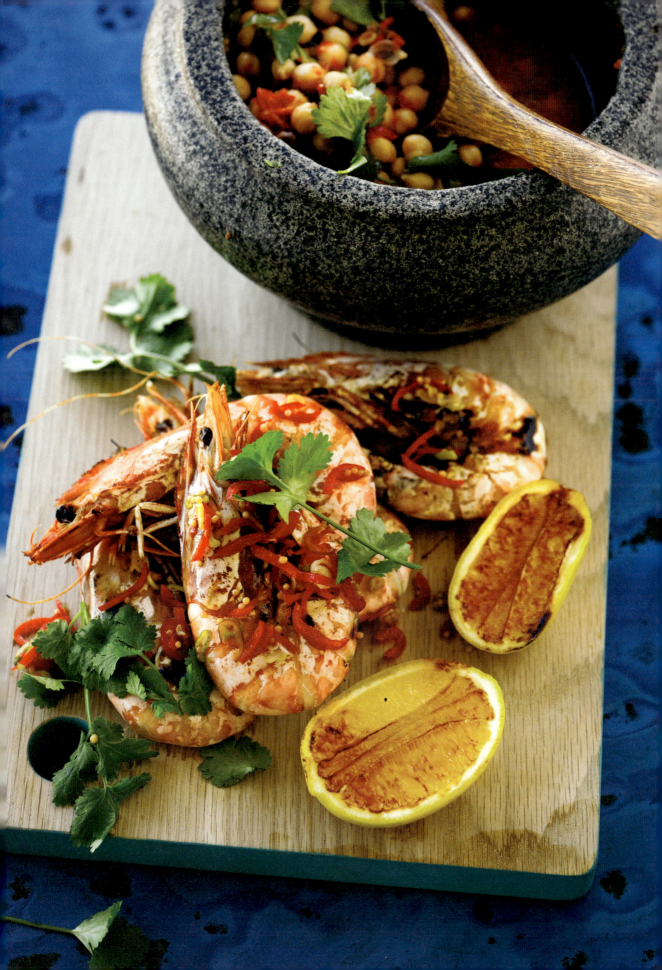

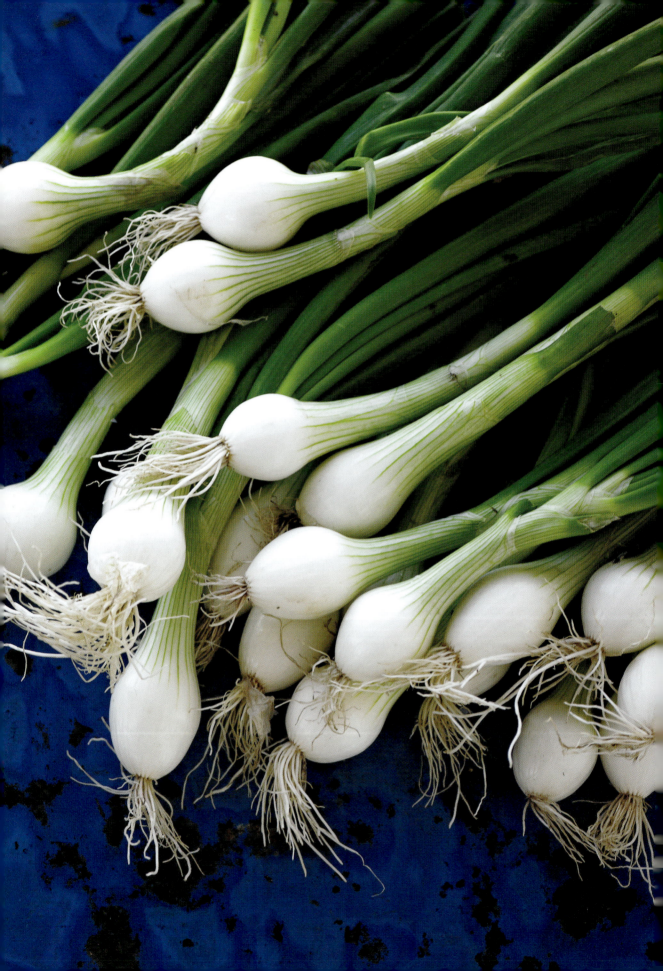

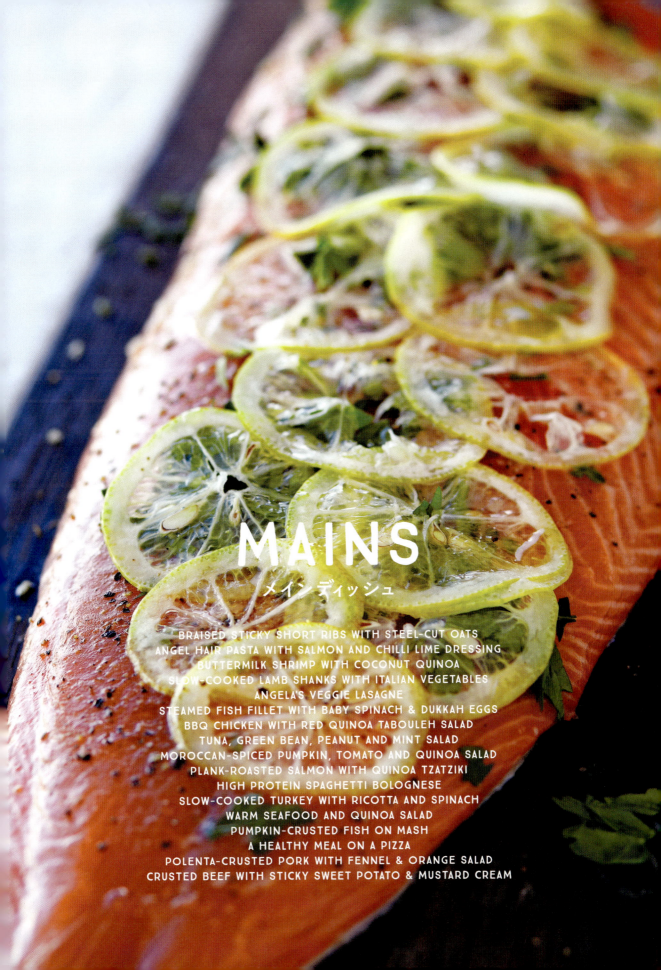

MAINS

メインディッシュ

BRAISED STICKY SHORT RIBS WITH STEEL-CUT OATS
ANGEL HAIR PASTA WITH SALMON AND CHILLI LIME DRESSING
BUTTERMILK SHRIMP WITH COCONUT QUINOA
SLOW-COOKED LAMB SHANKS WITH ITALIAN VEGETABLES
ANGELA'S VEGGIE LASAGNE
STEAMED FISH FILLET WITH BABY SPINACH & DUKKAH EGGS
BBQ CHICKEN WITH RED QUINOA TABOULEH SALAD
TUNA, GREEN BEAN, PEANUT AND MINT SALAD
MOROCCAN-SPICED PUMPKIN, TOMATO AND QUINOA SALAD
PLANK-ROASTED SALMON WITH QUINOA TZATZIKI
HIGH PROTEIN SPAGHETTI BOLOGNESE
SLOW-COOKED TURKEY WITH RICOTTA AND SPINACH
WARM SEAFOOD AND QUINOA SALAD
PUMPKIN-CRUSTED FISH ON MASH
A HEALTHY MEAL ON A PIZZA
POLENTA-CRUSTED PORK WITH FENNEL & ORANGE SALAD
CRUSTED BEEF WITH STICKY SWEET POTATO & MUSTARD CREAM

BRAISED STICHY SHORT RIBS WITH STEEL-CUT OATS

ビーフショートリブのブレゼとオートミール

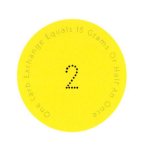

「麦は朝食だけではなく、ちゃんとした一品料理にもなるんだ」

材料（4人分）
オリーブオイル…大さじ1と1/3
小さく切った牛の骨付きバラ肉…1kg
牛骨スープ…1.2L
アガベシロップ…大さじ2と2/3
バルサミコ酢…250ml
シナモンスティック…1本
レモン（縦半分に切っておく）…1個
バター…少々
タマネギ（みじん切りにしておく）…1/2玉
セロリ（皮を向き、斜め切りにしておく）…120g
オートミール…120g
温かいベジタブルスープストック…475ml
海塩とこしょう…少々

作り方

1. オーブンを180℃に予熱しておきます。
2. ココット鍋にオリーブオイルを入れ、牛肉を両面焼きます。焦げ目がつく程度に焼けたら取り出して、少し寝かせておきます。
3. 同じ鍋に牛骨スープ、アガベシロップ、バルサミコ酢、シナモンとレモンを入れて沸騰させます。牛肉を鍋に戻し入れ、グラグラと煮たたせ、ふたをします。そのままオーブンに入れて、1時間30分〜2時間火を通しましょう。
4. 慎重に牛肉をスープの中から取り出します（形が崩れるほど、とても柔らかい状態になっています）。残ったスープは漉した後、新しいフライパンに注ぎ入れ、艶があって濃い状態になるまで、つまりスープの量が3分の2くらいになるまで煮詰めます。はけで煮詰めたスープを牛肉に塗り、オーブンで30分焼きます。艶と粘り気が出るまで、10分ごとにスープを塗るのを繰り返します。
5. 別のフライパンでバターを溶かし、タマネギとセロリを加えて2分炒め（中火）、オートミールを加え、ベジタブルスープストック（市販のものか、あらかじめつくっておきます）を混ぜていきます。すぐに、もったりしてくるでしょう。オートミールが柔らかくなって、水分を吸収し終えるまで、ベジタブルスープストックを注ぎ続けます。
6. 最後に海塩とこしょうでオートミールの味を整え、熱々の牛肉にソースをもう一度塗って、一緒に提供しましょう。

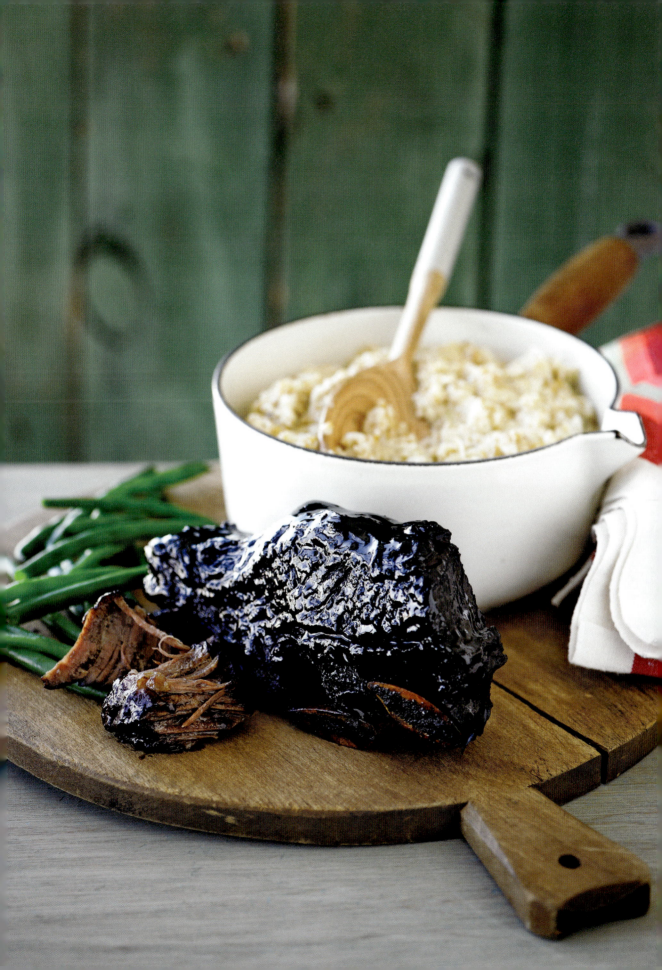

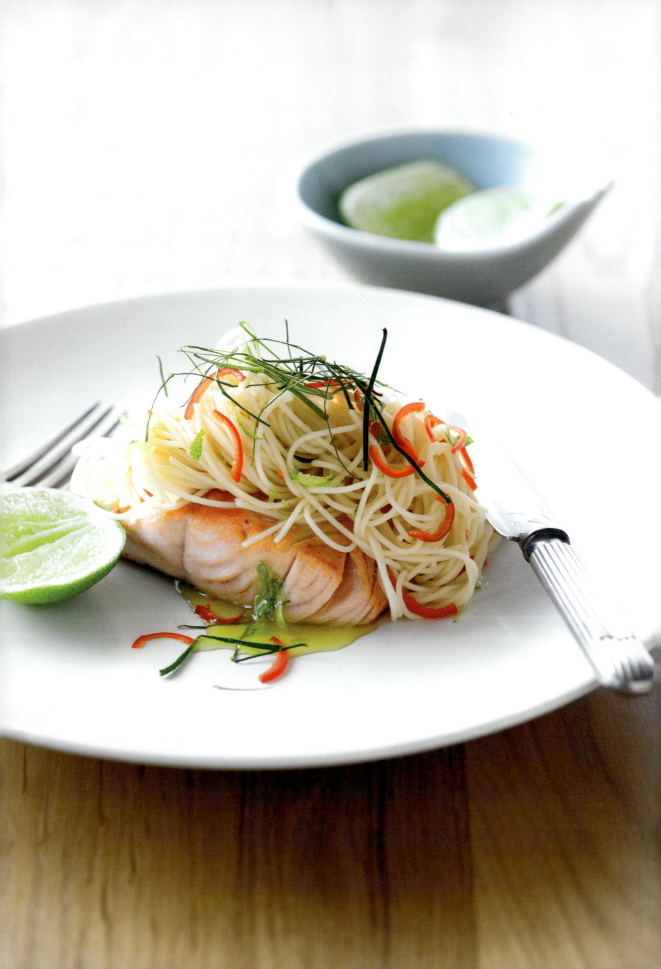

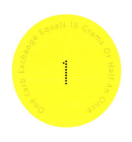

ANGEL HAIR PASTA WITH SALMON AND CHILLI LIME DRESSING
サーモンとチリライムの冷製カッペリーニ

材料（4人分）
サーモン切り身（皮付き）…180g
海塩…少々
オリーブオイル…大さじ4
ライム（果汁と皮を使用）…2個分
アガベシロップ…大さじ1と1/3
赤唐辛子（種を取り除き、みじん切りにしておく）…1本
こぶみかんの葉（みじん切りにしておく）…2枚
パスタ（カッペリーニ）…80g

作り方
1　少量のオリーブオイルと海塩をサーモンの両面に塗ります。テフロン加工のフライパンで片面を1、2分焼き、レアな状態で仕上げます。
2　ライムの皮と果汁、アガベシロップ、赤唐辛子とこぶみかんの葉を混ぜて、残りのオリーブオイルを入れて素早く混ぜ合わせます。
3　海塩を入れた、たっぷりのお湯でパスタをアルデンテになるまでゆでます。ゆで上がったら、ザルに上げて、冷水で洗います。水をよく切り、ボールに入れて、赤唐辛子とライムのドレッシングで和えます。
4　パスタをスプーンで盛り、サーモンを一緒に添えて、完成です。

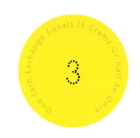

BUTTERMILK SHRIMP WITH COCONUT QUINOA

シュリンプフライ、ココナッツキヌア添え　● QUINOA 使用

材料（6人分）

えびのバターミルク揚げ
キヌアフレーク*…250g
バターミルク（訳注：低脂肪ヨーグルト、低脂肪乳で代用。p.31参照）…300ml
生のえび（大：殻と背ワタを取っておく）…12尾
サラダオイル（揚げるときに使用）…150ml
海塩とこしょう…少々

ココナッツキヌア
ゆでた白キヌア…250g
ライトココナッツミルク…180ml
アガベシロップ…大さじ1と1/3
ナンプラー…小さじ1
ライム（皮と果汁を使用）…1個
パクチー…1/2束
ポメロか、ルビーグレープフルーツ（皮と薄皮をむいた状態で使用）…1/2個
こぶみかんの葉（飾り付け用/千切り）…2枚

作り方

1　ふた付きの鍋に、ゆでた白キヌア、ココナッツミルク、アガベシロップを入れて沸騰させます。水分がなくなるまで5分ほど煮ます。フォークで固まりを崩し、ナンプラー、ライムの皮と果汁、パクチーの葉を加えます。

2　シュリンプフライの準備として、キヌアフレークを小さなお皿に並べ、バターミルクを小さめのボールに入れておきます。えびをバターミルクにくぐらせてから、キヌアフレークで衣を付けます。揚げる前に冷蔵庫で10分間寝かせます。

3　テフロン加工のフライパンでサラダオイルを熱し、えびがキツネ色にカリッとするまで、片面を2分ずつ揚げていきます。ペーパータオルで油を切ったら、海塩とこしょうを振りかけましょう。

4　グレープフルーツを手で粗く千切り（訳注：味を見て調節します）、キヌアの中に入れて混ぜます。キヌアにこぶみかんの葉を散りばめ、シュリンプフライを乗せたら、でき上がりです。

NOTE
*キヌアフレークは日本で手に入りにくいですが、このレシピは参考のために掲載しています。アーモンドスライスかココナッツファインを衣に使ってもおいしくできます。

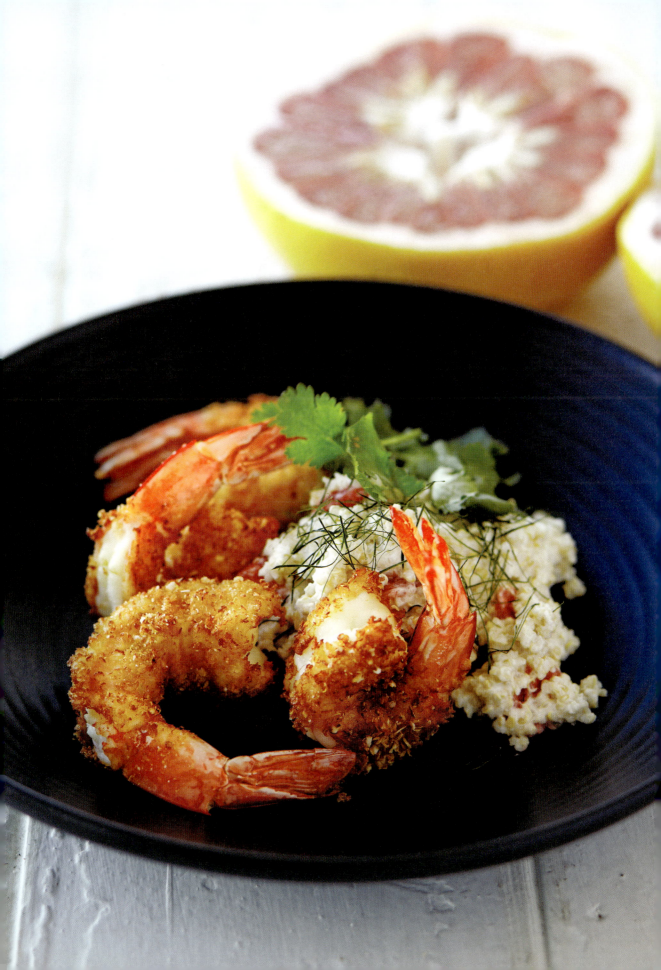

SLOW-COOKED LAMP SHANKS WITH ITALIAN VEGETABLES

コトコト煮込んだラム肉にイタリア野菜を添えて

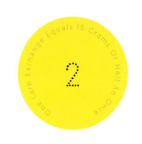

「この組み合わせは最高。
煮込んだ肉は骨から外してサンドイッチにしても良いし、
ちぎってサラダやパスタにかけてもおいしい」

材料（4人分）

カットされたラムのすね肉…300g
海塩とこしょう…少々
オリーブオイル…大さじ2と2/3
たまねぎ（中：みじん切りにしておく）…1玉
生のにんにく…1かけ分
赤ワイン…1カップ分
生のローズマリー…1束
ミニトマト…250g
トマト缶（カットされたもの）…350g
ズッキーニ（中：スライスして使用）…1本
そばの実（塩水でゆでておく）…175g
グリーンオリーブ（大）…12個
生のセージ…1束
お好みで…季節の緑野菜（温野菜）

作り方

1. オーブンを180℃に予熱しておきます。オーブンに入れられる厚さのある両手鍋をコンロで火にかけておきます。
2. ラム肉を海塩とこしょうで味付けします。オリーブオイルを鍋に入れて、ラム肉に焦げ目がつくように両面を3分ずつ焼きます。
3. 肉を取り除き、刻んだたまねぎとにんにくを鍋に入れます。柔らかくなるまで2、3分炒め、半量の赤ワインとローズマリーを加え、さらに炒めます。残りの赤ワイン、ミニトマト、カットトマトを加え、肉を戻して沸騰するまで煮込みます。その後、アルミホイルとふたで肉を覆い、オーブンで1時間30分ほど煮ます。
4. 1時間30分後にオーブンから取り出し、肉が骨からとれるくらいに火が通っているかを小さなナイフで確認しましょう。肉の大きさによっては、さらに30分煮る必要があります。
5. 慎重に肉だけを取り出し、お皿に盛りつけます。スライスしたズッキーニ、そばの実、グリーンオリーブをソースに入れて、よく混ぜます。最後に海塩とこしょうで味を整えましょう。
6. できたソースを肉の上にかけ、生のセージで彩ります。お好みで季節の温野菜を添えたら、でき上がりです。

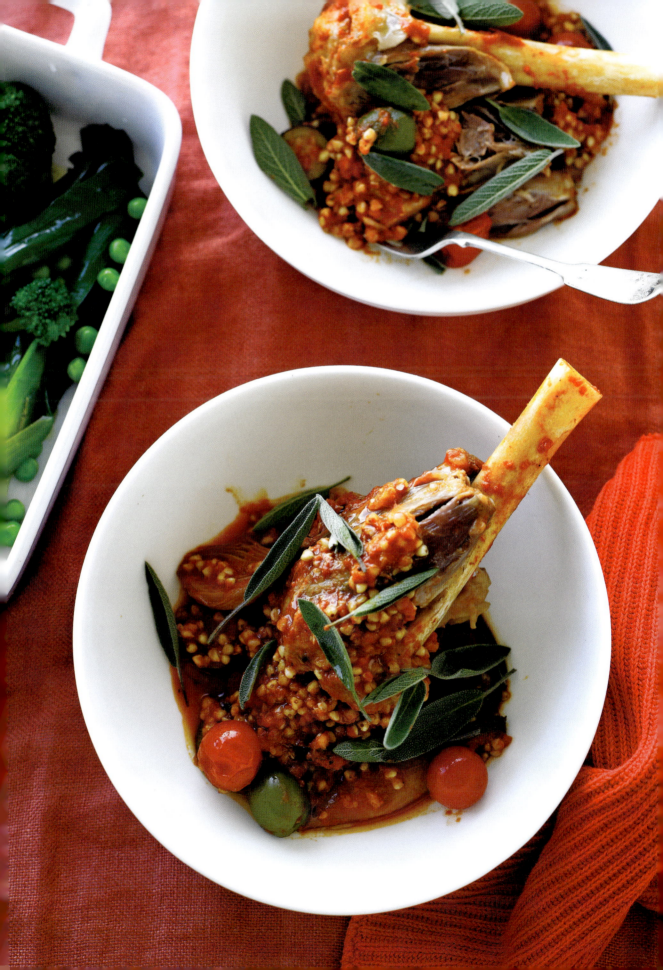

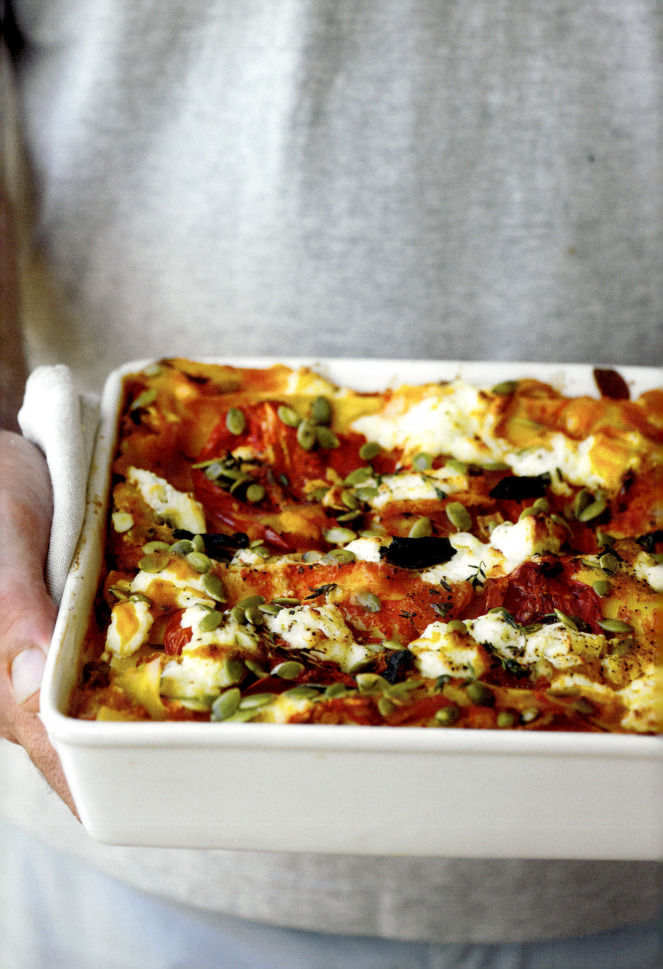

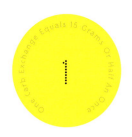

ANGELA'S VEGGIE LASAGNE
アンジェラの野菜ラザニア

材料（8人分）
かぼちゃ（皮をむき、薄切りの状態にしておく）…290ｇ
トマト（大：縦半分にカットして使用）…6個
タイムの葉（みじん切りで使用）…1/2束
こしょう…少々
エキストラバージンオリーブオイル…大さじ1と1/3
ラザニアシート…12枚
低脂肪リコッタチーズ（p.31参照）…210ｇ
低脂肪フェタチーズ…210ｇ
セージの葉（みじん切りで使用）…1/2束
レモンの皮…1個分
かぼちゃの種…大さじ2と2/3
ほうれん草、豆、ミント…お好みで
クッキングスプレーオイル

作り方
1　オーブンを180℃に予熱しておきます。
2　カットしたかぼちゃとトマトを天板に並べ、タイムの葉を散らします。その上からこしょうをふりかけ、オリーブオイルを回しかけましょう。オーブンで25〜30分、柔らかくなるまで焼きます。オーブンから取り出して、あら熱を取ります。
3　小さなラザニア皿にクッキングスプレーオイルを吹きかけ、ラザニアシートを敷きつめます。
4　かぼちゃとトマトの半分をラザニアシートに載せ、その上にリコッタチーズ、フェタチーズ、刻んだセージの葉を1/3だけ乗せます。2つめのシートを敷いて、同様にかぼちゃとトマト、チーズ、そしてセージの葉の順番に重ねます。
5　最後に、残りのラザニアシートを敷き、その上にチーズ、セージの葉、レモンの皮とかぼちゃの種を乗せます。そのままオーブンで40〜50分焼きましょう。お好みで、ほうれん草と豆、ミントのサラダを添えても良いでしょう。

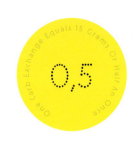

STEAMED FISH FILLET WITH BABY SPINACH & DUKKAH EGGS

蒸し鯛のほうれん草とスパイスエッグ添え

「素材の組み合わせがアンジェラ（妻）のお気に入り。
我が家で一番リクエストがある一皿！」

材料（4人分）

鯛の切り身…120g×4切れ
海塩とこしょう…少々
ほうれん草…2.5カップ
卵（大：殻のまま5分間ゆでて使用）…6個

デュカ（スパイスミックス）
ヘーゼルナッツ…90g
ゴマ…大さじ2と2/3
クミン（粉）…大さじ2と2/3
パクチー…大さじ1と1/3
フェンネルシード…大さじ1と1/3
ナツメグ（粉）…ひとつまみ
クローブ（粉）…ひとつまみ

作り方

1. デュカ（訳注：デュカとは中東を起源としたスパイスで、市販されたものもある）をつくります。オーブンを180℃に予熱しておきます。レシピにあるスパイスの材料をボールに入れてかき混ぜ、クッキングシートの上に広げます。オーブンで6分間焼いて取り出し、フォークでかき混ぜて冷まします。
2. せいろを沸騰したお湯が入った大きな鍋の上に乗せます（電気蒸し器でもOK。使いやすい方を使用してください）。海塩とひきたてのこしょうで鯛の切り身に味を付けたら、小さなお皿かクッキングシートの上に乗せます。
3. ほうれん草を小さなボールに入れて、海塩をひとつまみほど加えます。
4. まず鯛をせいろの中に入れて、蒸します。3分後にほうれん草もせいろの中に入れ、さらに3分火が通ったら、触っても型崩れしない程度に蒸します。せいろの中で落ち着かせます。
5. ゆでた卵の皮をむき、くし形に切ります。ほうれん草から出た余分な水分を捨てましょう。鯛と卵を一緒にお皿に添え、寝かせておいたスパイスをたっぷりかけたら完成です。

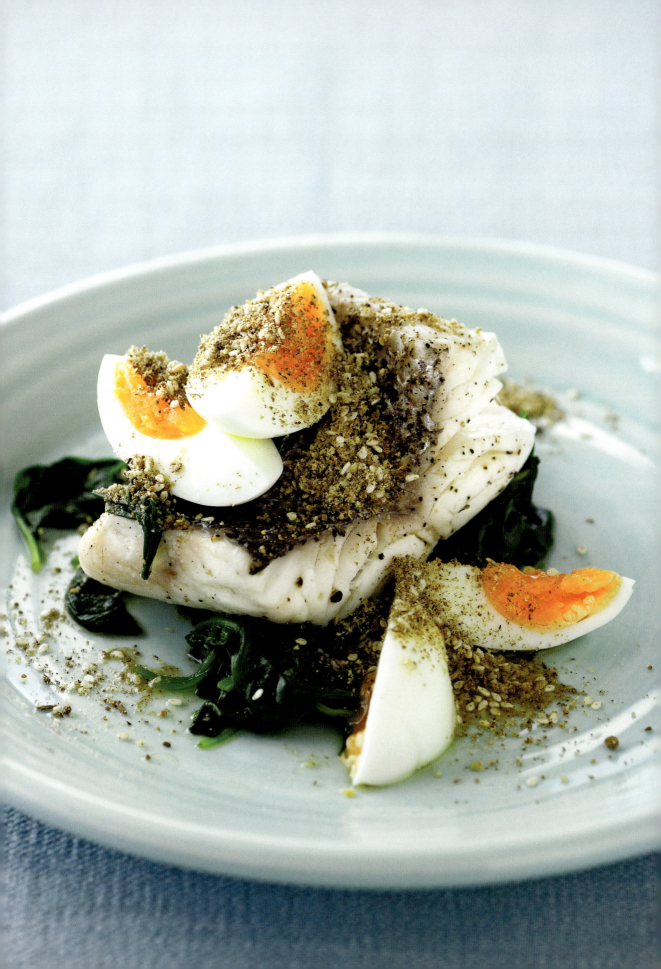

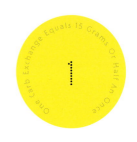

BBQ CHICKEN WITH RED QUINOA TABOULEH SALADA

赤キヌアとBBQチキンのタブレサラダ　● QUINOA使用

「新鮮でさっぱりしたタブレサラダはどんな料理にも相性バツグンさ！」

材料（4人分）

BBQチキン
にんにく（つぶして使用）…1かけ分
オリーブオイル…30ml
レモン（皮と果汁を使用）…1個
鶏のもも肉（骨なし）…4枚

ドレッシング
レモン（皮と果汁を使用）…1個
タヒニペースト（ねりごま）…大さじ1と1/3
オリーブオイル…60ml

サラダ
パセリ（葉の部分を洗って、みじん切り）…2束分
ミント（葉の部分を洗って、みじん切り）…1束分
赤たまねぎ（さいの目切りで使用）…1玉
海塩とこしょう…少々
スマックパウダー（p.35参照）…小さじ1/2
キュウリ（中：1cmのさいの目切りで使用）…1本
ゆでた赤キヌア…250g
プレーンヨーグルト…半カップ

作り方

1 にんにく、オリーブオイル、レモンの皮と果汁を混ぜ、鶏のもも肉にすりこみます。2時間ほど味をなじませましょう。その間、ボールでドレッシングの材料をかき混ぜておきます。
2 熱したグリルか、フライパンにもも肉を乗せ、火が通るまで両面を3、4分ずつ焼きます。焼けたら火から下ろし、数分落ち着かせます。
3 大きなボールに、パセリ、ミント、さいの目切りの赤たまねぎを入れ、海塩、こしょう、スマックパウダーで味を整えます。そこにキュウリとゆでた赤キヌア、ドレッシングを加え、丁寧に混ぜていきます。
4 最後に、もも肉を細かく裂き、お皿に盛ります。サラダを添えて、サラダともも肉にプレーンヨーグルトを少しかけたらでき上がりです。

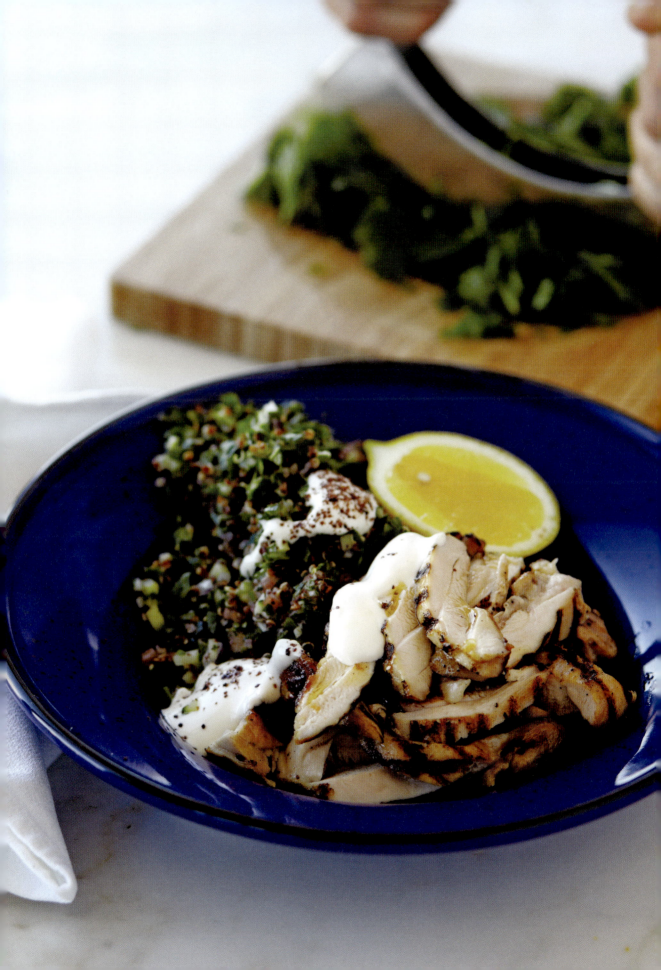

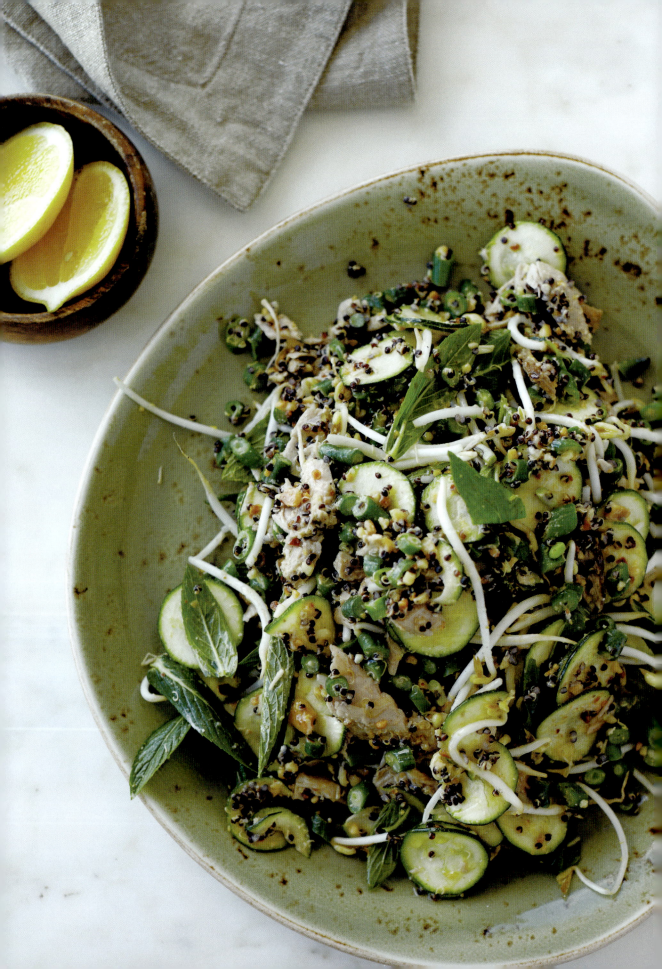

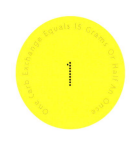

TUNA, GREEN BEAN, PEANUT AND MINT SALAD

まぐろ、さやいんげん、ピーナッツとミントのサラダ　● QUINOA 使用

「メインコースの 1 つとしても、ブランチにもピッタリなサラダ」

材料（4 人分）
まぐろ（赤身）…360g
オリーブオイル…少々
海塩とこしょう…少々
さやいんげん（小口切りで使用）…120g
もやし…1/4 袋
ズッキーニ（小：薄切りで使用）…2 本
レモン（皮と果汁を使用）…1 個
ゆでた赤キヌア…250g
ミントの葉…1 束

ドレッシング
炒ったピーナッツ（塩味）…90g
オリーブオイル…30ml
一味唐辛子…ひとつまみ
お湯…大さじ 2 と 2/3

作り方

1. まぐろの赤身にオリーブオイルをすりこみ、海塩とこしょうで味付けします。テフロン加工のフライパンでまぐろを強火で焦げ目が少しつくまで、両面を 1 分ずつ焼きます。焼き終わったら室温ぐらいになるまで、落ち着かせましょう。
2. 沸騰したお湯に海塩を加え、カットしたさやいんげんを 1 分湯通しして、冷水か氷で冷やします。冷えたらザルに空け、水気をきります。
3. ピーナッツをすり鉢ですり潰し、ドレッシングをつくっていきます。オリーブオイルと一味唐辛子を入れて混ぜます。味の濃さはお湯を少し足して、調整します。
4. 大きなボールに、湯通ししたさやいんげん、もやし（訳注：生が気になる人はボイルしてください）、薄切りのズッキーニを入れて混ぜ合わせましょう。そこにレモンの皮と果汁を加えます。さらに、ゆでた赤キヌアを加えてから、まぐろをほぐしてサラダに入れます。最後にミントの葉と、ピーナッツのドレッシングをかけます。スプーンを使って丁寧にサラダを混ぜたら、完成です。

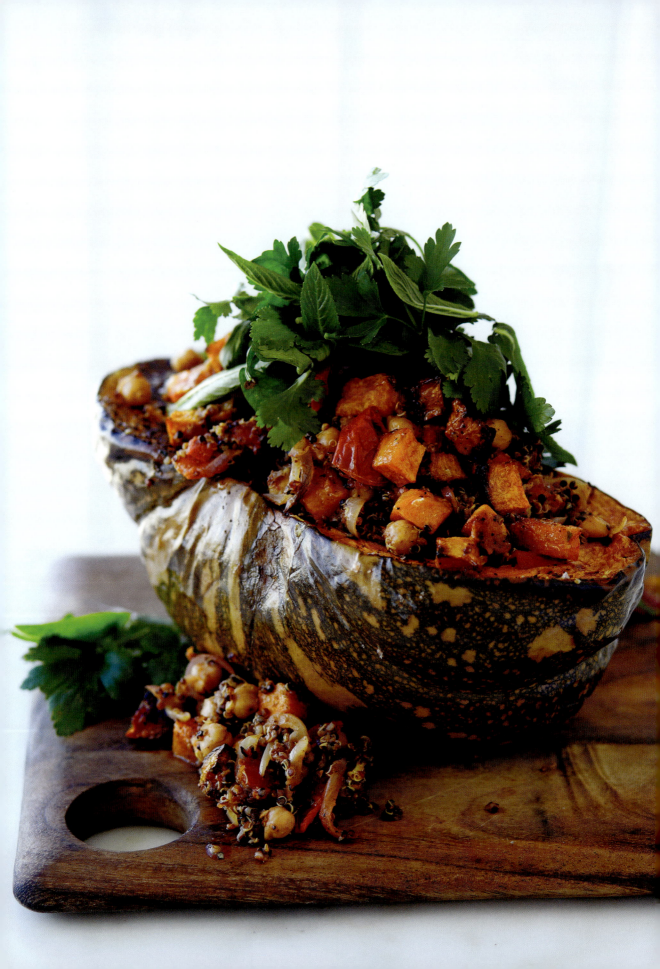

MOROCCAN-SPICED PUMPKIN, TOMATO AND QUINOA SALAD

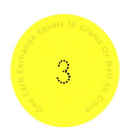

かぼちゃ、トマト、キヌアのモロッコスパイスサラダ　● QUINOA使用

「お腹がいっぱいになる一皿。
熱々でも冷やしても、お好みでラムとチキンを添えてもおいしい」

材料（6人分）

かぼちゃ（中）…1個
オリーブオイル…60ml
トマト…8個
赤たまねぎ（中：みじん切りで使用）…1玉
にんにく（つぶして使用）…1かけ分
ゆでたひよこ豆…250g
ゆでた黒キヌア…250g
ゆでた赤キヌア…250g
海塩とこしょう…少々
ライム（皮と果汁を使用）…1個
パセリの葉…1束
生のミント…1束
生のパクチー…1束

スパイス
フェンネルシード…大さじ1と1/3
クミンシード…大さじ1と1/3
コリアンダーシード…大さじ1と1/3
海塩フレーク…小さじ1

作り方

1　オーブンを160℃に予熱しておきます。
2　スパイスの材料をテフロン加工のフライパンで3分間炒ります。すり鉢に入れて、粉になるまですり潰します。
3　大きくてしっかりとしたナイフで、かぼちゃを垂直に半分に切ります。中央にある種をスプーンでかきだし、捨てます。2つのうちの1つに少量のオリーブオイルを塗り、先ほどすり潰したスパイスをまぶします（訳注：後ほど2回に分けて使用するので、2/3ほど残すようにしてください）。天板にオイルを塗ったかぼちゃを、切り口を上向きにして乗せます。柔らかくなるまで1時間15分くらい焼きましょう。
4　残り半分のかぼちゃ（約900g）は皮をむいて、2cm角のさいの目切りにします。少量のオリーブオイルをまぶして、天板の上に並べ、こちらも1時間ほど火が通るまで焼きます。
5　トマトを半分に切り、少量のオリーブオイルをまぶします。天板に乗せ、作ったスパイスを少し振りかけます（残りは後で使用）。火が通って色づくまで45分間焼きます。
6　大きなフライパンで少量のオリーブオイルを熱し、赤たまねぎとにんにくを焼きます。2分後、残りのスパイスとひよこ豆を加えます。オーブンで焼いたトマトを粗くみじん切りにし、焼いたかぼちゃと一緒にフライパンに入れます。そこに黒キヌアと赤キヌアも加えて、5分間混ぜながら焼いていきましょう。焼き終わったら、火から下ろしてあら熱をとります。海塩、こしょう、ライムの皮と果汁を入れて味を整えます。
7　最後に、できた具材を半分のかぼちゃに入れ、新鮮なハーブで飾ればでき上がりです。

PLANK-ROASTED SALMON WITH QUINOA TZATZIKI

ヒマラヤスギに乗せて焼いたローストサーモンとキヌアのザジギ　● QUINOA 使用

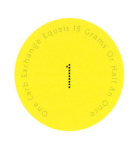

材料（6人分）

サーモン…半身か大きな切り身
にんにく（つぶして使用）…1/2片
海塩とこしょう…少々
オリーブオイル…30ml
パセリ…1/2束
レモン（皮つきをスライスして使用）…1個
お好みで付け合わせ：天然酵母パン（糖質交換単位には含まず）

ザジギ（ヨーグルトときゅうりのソース）

きゅうり（小）…1本
海塩とひきたての新鮮な黒こしょう…少々
ミント…1束
にんにく（つぶして使用）…1/2片
ギリシャヨーグルト（訳注：水切りヨーグルトで代用可。p.26参照）…250ml
レモン（果汁と皮を使用）…1/2個
ゆでた白キヌア…250g
スマックパウダー（p.35参照）…ひとつまみ

作り方

1. オーブンを180℃に予熱しておきます。
2. サーモンの切り身に小骨が残っていないか注意深く確認しておきます。皮面を下にして、未加工のヒマラヤスギの板に乗せ、にんにくをすりこみ、海塩とこしょうで味をつけます。次にオリーブオイルをまぶし、パセリを振りかけ、薄切りのレモンで覆います。
3. 板に乗ったサーモンをオーブンで8〜12分、あるいは自分の好みの焼き加減になるまで火を通します。
4. ザジギ用のきゅうりを半分に切り、皮つきのまますりおろします。すりおろしたら、小さなボールに入れて、海塩と黒こしょうで味をつけます。30分ほど寝かせたら、出てきた水分を捨てます。切れ味の良いナイフでミントの葉を切り、キュウリ、潰したにんにくとヨーグルトを入れて混ぜます。レモンの皮と果汁とひきたての黒こしょうを加えて、味を整えます。最後に、白キヌアとスマックパウダーを入れて混ぜ合わせます。
5. 板に乗った温かいサーモンにザジギを添えます。できたての温かいパンと一緒に食べても良いでしょう（訳注：糖質を低く抑えたいときは、パンを添えないでおきましょう）。

 ADVICE　マイケルからアドバイス

大事なのは、加工をしていないヒマラヤスギの板を使用すること。オーストラリアではホームセンターで手に入れることができる。大きいものは、自宅のオーブンに合わせて、切って使用しよう。焼いている間に焦げたり、煙が出ることもあるが、煙がサーモンに良い香りをつけてくれる。

MAINS

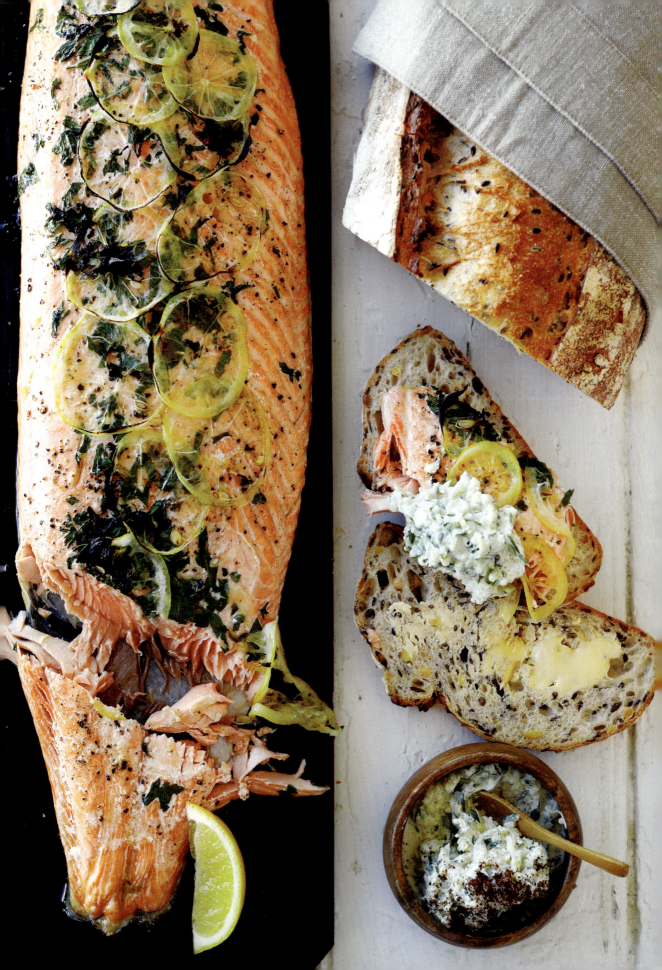

HIGH PROTEIN
SPAGHETTI BOLOGNESE

エナジーチャージ　ボロネーゼ・スパゲッティ

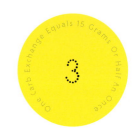

「僕はいつもお肉の割合を多くするのだけど、
お好みで調整して構わない。豆腐で代用しても問題ないよ！」

材料（4人分）
オリーブオイル…大さじ2と2/3
ステーキ用牛肉（0.5cm四方のさいの目切りにしておく）…240g
豚ロース肉（0.5cm四方のさいの目切りにしておく）…240g
たまねぎ（みじん切りにしておく）…1玉
にんにく…1片
赤ワイン…200㎖
トマト（さいの目切りにしておく）…120g
ミニトマト…250g
トマト缶ダイス…1缶（約400g）
ベジタブルスープストック…600ml
タイム…1枝
豆腐（揚げて、0.5cm四方のさいの目切りにしておく）…120g
海塩と黒こしょう…少々
粗びき唐辛子…お好みで
全粒粉パン…3切れ
パルメザンチーズ（すりおろして使用）…80g
全粒粉かグルテンフリーのスパゲッティ…240g

作り方
1　オーブンを180℃に予熱しておきます。
2　大きなフライパンかキャセロール鍋を中火にかけます。半量のオリーブオイルを入れて、海塩と黒こしょうで下味をつけた、切った牛肉と豚肉を入れます。3分炒めて、たまねぎとにんにくを加えます。さらに2分炒めましょう。赤ワインを回しかけ、水分が半分の量になるまで煮詰めます。すべてのトマトとベジタブルスープストックを加えましょう。
3　タイムを入れてふたをし、45分間煮込みます。途中、小さなナイフなどを使って、肉の柔らかさ加減を確認してみてください。肉が煮えたら、さいの目切りの豆腐を混ぜます。海塩と黒こしょうで味を整えるか、粗びき唐辛子をお好みで加えます。そこから、全体的にとろみがつくまで煮詰めましょう。
4　全粒粉パンをトーストし、パルメザンチーズと一緒にミキサーにかけます。粗いパン粉ができるまで1分撹拌します。そこに残りのオリーブオイルを加え、クッキングシートを敷いた天板に広げて3分間焼きます。
5　塩を入れて沸騰させたお湯で、スパゲッティをアルデンテになるまでゆでます。ゆで上がったら、ザルに空けます。水分をきったら、皿にもりつけます。その上に煮込んだ肉と煮汁、焼いたパルメザンチーズとパンの順にふりかけていき、完成です。

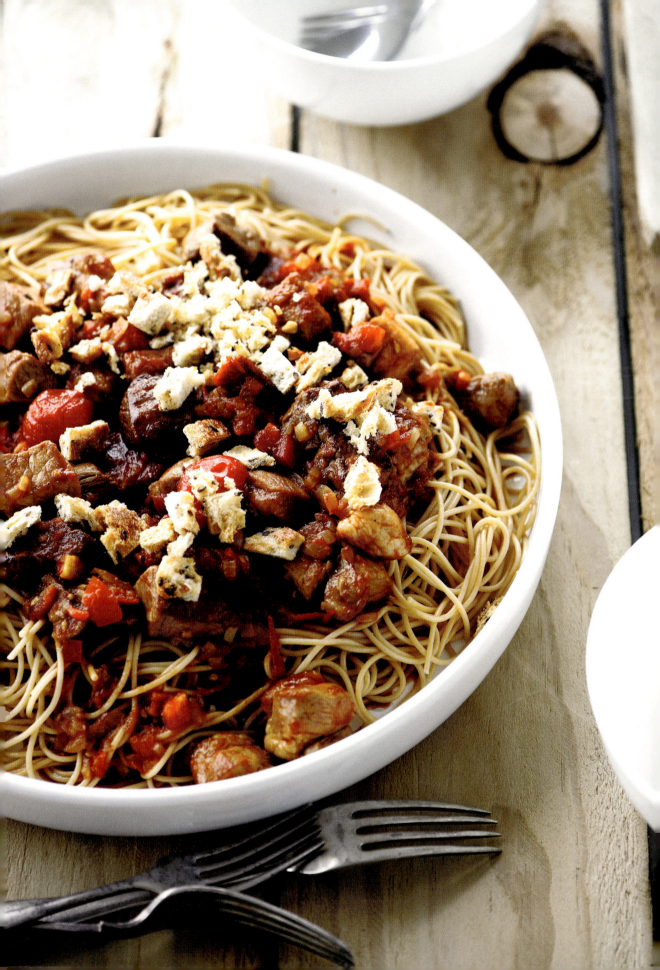

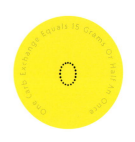

SLOW-COOKED TURKEY WITH RICOTTA AND SPINACH

低温で焼いた七面鳥、リコッタチーズとほうれん草をつめて

「チーズとほうれん草のペーストがターキーの胸肉をしっとりと仕上げます」

材料（6〜8人分）
ほうれん草…120g
低脂肪リコッタチーズ（p.31参照）…180g
レモン（皮と果汁）…1個
にんにく（つぶして使用）…1かけ分
塩とこしょう…少々
オリーブオイル…大さじ1と1/3
七面鳥（ターキー）…一羽（3kg）

作り方
1 オーブンを150℃に予熱しておきます。
2 ほうれん草を沸騰した湯の中に1分くぐらせて、冷水に入れます。水気をできるだけ絞りましょう。ほうれん草は粗く刻んでおきます。
3 次にリコッタチーズが柔らかくなるまでボールで混ぜます。そこに、ほうれん草、レモン果汁と皮、にんにくを加え、塩とこしょうで味を整えます。
4 七面鳥の皮と胸肉の間に指を入れ、チーズやほうれん草をまぜたペーストをこの間にまんべんなくつめていきます。外側の皮には少量のオリーブオイルを塗ります。深い天板に乗せて、2時間オーブンで焼きます。焼き終わったら、温かい場所で15分間落ち着かせてから切り分けます。温野菜と一緒に召し上がっても良いでしょう。

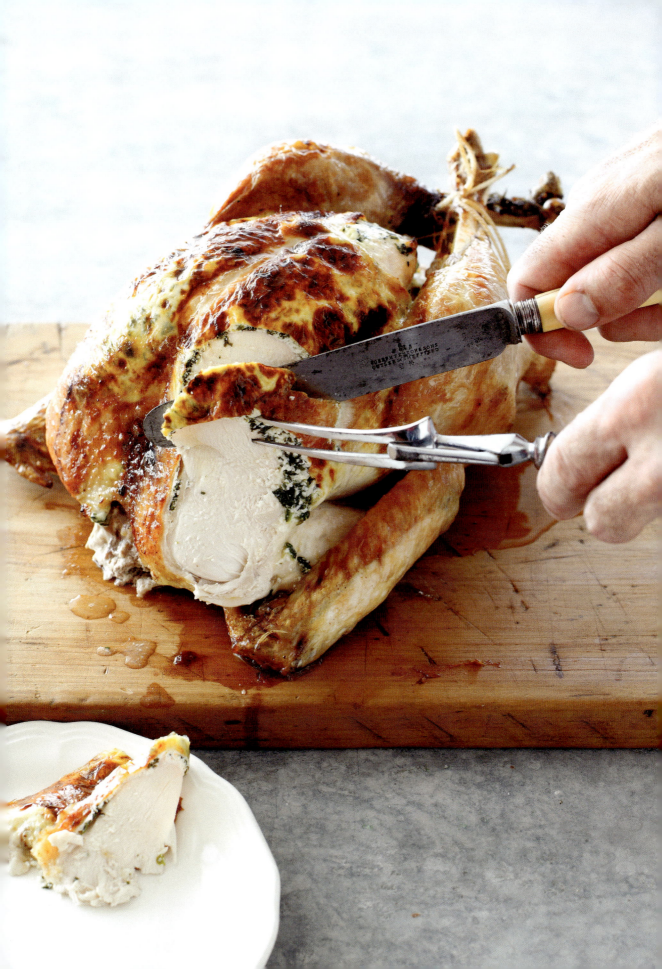

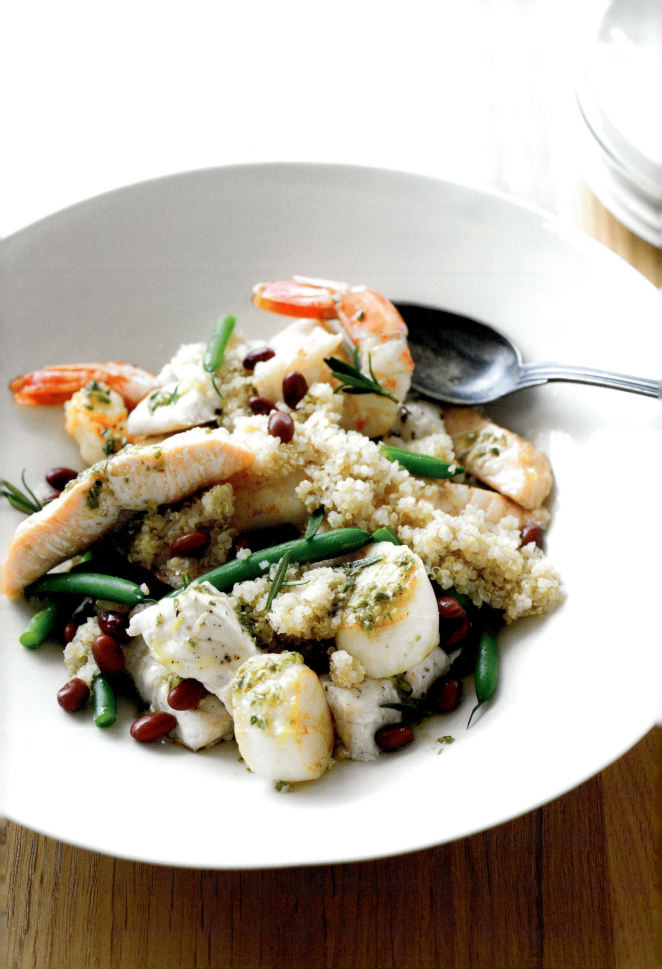

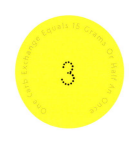

WARM SEAFOOD AND QUINOA SALAD

温かいシーフードとキヌアのサラダ ● QUINOA 使用

材料（4人分）
白キヌア…250g
スズキ（切り身）…240g
サーモン（切り身：皮なし）…240g
えび（中：殻なし）…240g
ほたて…150g
エキストラバージンオリーブオイル…ひと回し分
塩とこしょう…少々
さやいんげん（ゆでて冷水で冷やしたもの）…100g
レッドキドニービーンズ缶（水洗いし、水気を切っておく）…1缶（約120g）

ドレッシング
にんにく（すりつぶして使用）…1かけ分
ローズマリーの小枝（葉のみを刻んで使用）…2本
アンチョビの切り身（刻んで使用）…2〜3枚
エキストラバージンオリーブオイル…100ml
レモン（皮と果汁）…1個分
海塩とこしょう…少々

作り方
1 白キヌアを冷水に入れて洗い、ザルに空け、水気をきります。塩を入れて沸騰させたお湯に入れて、15分ほどゆでます。ザルに空けて冷水で洗ったら、しばらく置いておきます。
2 サーモンとスズキ、えび、ほたてを天板にのせて、オリーブオイルをはけで塗ります。塩とこしょうで味付けします。グリルで4〜8分、シーフードに火が通るまで焼きます。
3 にんにく、ローズマリーとアンチョビの切り身をすり鉢に入れて潰して、ドレッシングをつくっていきます。オリーブオイルとレモンの皮と果汁を加えましょう。よく混ぜて、海塩とこしょうで味を整えます。
4 ドレッシングをキヌア、さやいんげん、レッドキドニービーンズにかけます。温かいシーフードと一緒に盛りつけたら、完成です。

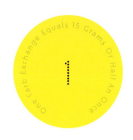

PUMPKIN-CRUSTED FISH ON MASH
スズキのパンプキンシードクラスト、マッシュドかぼちゃに乗せて

材料（4人分）
かぼちゃ（皮をむいて、さいの目切りにしておく）…300g
オレンジ（皮つきのまま、くし形に4等分）…1個
無脂肪プレーンヨーグルト…250ml
バジル（葉の部分を刻んで使用）…1/2パック
かぼちゃの種…1/2カップ強
スズキ（切り身：もしくは鯛などの白身魚）…160g×4
クッキングスプレーオイル
塩とこしょう…少々

作り方
1　オーブンを180℃に予熱しておきます。
2　かぼちゃとオレンジを耐熱皿に入れて、かぼちゃに火が通るまで、45分オーブンで焼きます。オレンジを半分だけ取り出して、別にしておきます。
3　取り出したオレンジを絞り、かぼちゃに加えて、フォークで粗くつぶします。塩とこしょうで味を整えて、温かいまま味を落ち着かせます。
4　プレーンヨーグルトとバジルを和えて、残りのオレンジを絞ります。塩とこしょうで味を整えます。
5　かぼちゃの種をすり鉢で、粗めのパン粉くらいの大きさになるまで砕きます。スズキに塩とこしょうで下味をつけ、砕いた種をまんべんなく付けます。クッキングスプレーオイルを軽く吹きかけ、熱したテフロン加工のフライパンで片面ごとに2、3分くらいずつ焼きます。
6　先ほどマッシュした温かいかぼちゃの上に魚を乗せ、オレンジとバジルのヨーグルトをスプーン一杯分かけます。
7　お好みでたくさんのグリーンサラダを添えても良いでしょう。

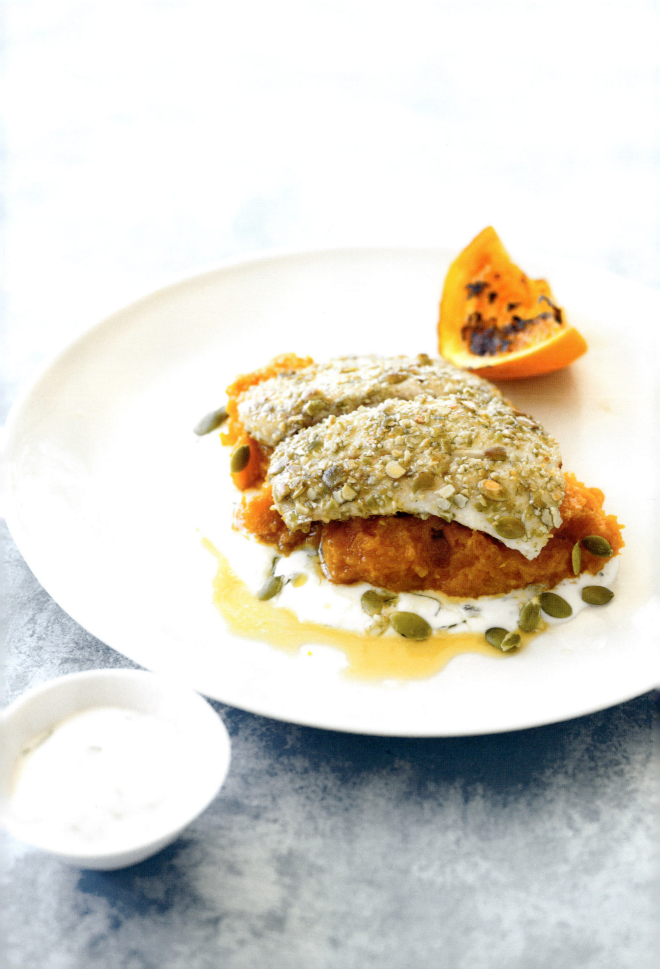

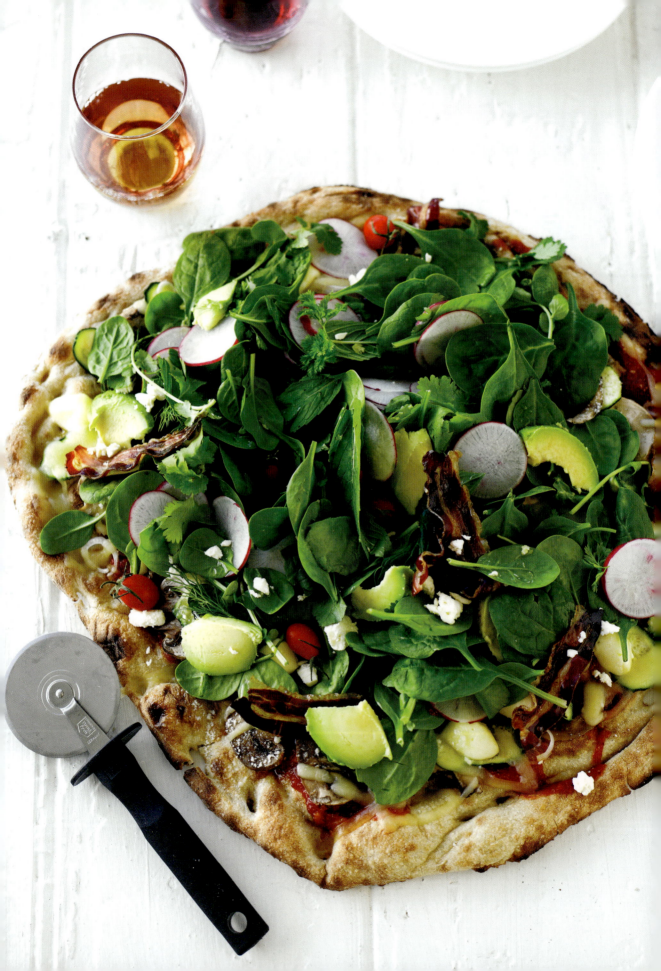

A HEALTHY MEAL ON A PIZZA

ヘルシーミール・ピッツァ

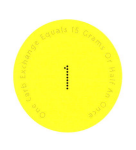

「グリルしたチキン、薄く切ったステーキ、焼いたエビを加えるなど、
この一皿は簡単に自分好みの味にアレンジできる」

材料（6人分）

ピザ生地
- ピタパンかピザ生地（市販のもの）…1枚
- 市販のトマトソース…1/2カップ強
- マッシュルーム（薄切りにして使用）…80g
- ズッキーニ（中：薄切りにして使用）…1本
- エシャロットか赤たまねぎ…1玉
- ボッコンチーニチーズ（小）…120g
- ミニトマト…120g
- パセリ…1/2房
- 低脂肪モッツァレラチーズ（刻んで使用）…1/2カップ強

トッピング
- ほうれん草とルッコラの葉…2.5カップ
- 熟したアボカド（皮と種を取り除き、さいの目切りにしておく）…2個
- 低脂肪フェタチーズ…80g
- 薄切りベーコン（グリルして使用）…4枚
- ミニトマト…120g
- ラディッシュ（薄切りにして使用）…4つ
- 生のハーブ…1/2カップ強
- 海塩とこしょう…少々
- オリーブオイル…大さじ2と2/3
- レモン（果汁を使用）…1個

作り方

1. オーブンを180℃に予熱しておきます。
2. 大きな天板にピザ生地を敷き、少量のトマトソースを塗り、薄切りのマッシュルーム、ズッキーニとエシャロットを1カ所に固まらないように、パラパラ乗せていきます。さらにボッコンチーニチーズ、ミニトマト、パセリを刻み、同様に乗せていきます。その上に、削ったモッツァレラチーズを振りかけ、海塩とこしょうで味を整えます。オーブンに入れて、12分ほど焼きましょう。
3. 焼いている間に、ピザのトッピングをつくっていきます。ほうれん草をボールに入れて、オリーブオイルとレモン以外の残りのトッピングの材料を、サラダのように混ぜ合わせます。海塩とこしょうで味付けをした後、残ったオリーブオイルとレモンの果汁を絞ります。
4. オーブンからピザ生地を取り出し、2分ほど熱を冷まします。サラダをスプーンで生地の上に盛りつけて、完成です。

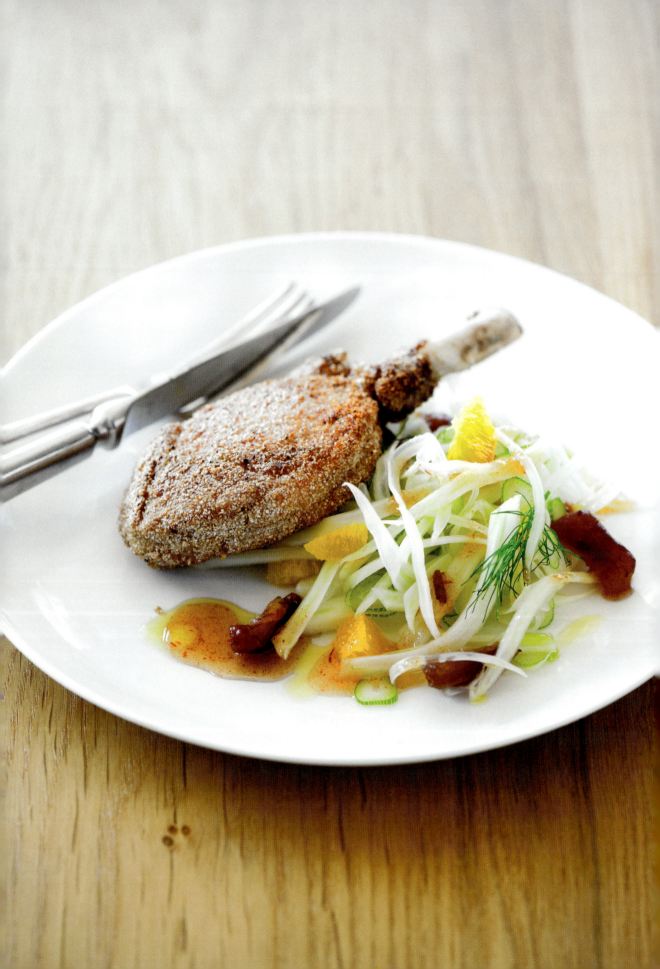

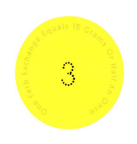

POLENTA-CRUSTED PORK WITH FENNEL & ORANGE SALAD

ポレンタの衣をまとったポークカツとフェンネルとオレンジのサラダ

材料（4人分）

- 豚ロース肉（あれば骨付き）…4枚
- 粗びきポレンタ粉…250g
- クッキングスプレー
- フェンネル（大：皮をむいて使用）…1玉
- オレンジ（皮をむいて、1房ずつに分けて使用）…2個
- パセリ（葉の部分）…1/2束
- 海塩とこしょう…少々

デーツのソース
- ナツメヤシ（種を取り除いて刻んでおく）…4つ
- レモン（果汁を使用）…1/4個
- 水…60ml
- アガベシロップ…30ml

作り方

1. ナツメヤシ（デーツ）の甘いソースを最初につくっていきます。まずナツメヤシを軽くフォークで潰します。小さな鍋にレモン果汁、水、アガベシロップを入れます。弱火で混ぜながら、水分がなくなってドロっとするまで煮ます。煮込んだ後は、完全に冷えるまで置いておきます。
2. 次に肉のほうを調理していきます。まずロース肉にまんべんなくポレンタ粉をまぶします。クッキングスプレーを吹きかけた後は、テフロン加工のフライパンに移し、中火より強めの火力で火が通るまで焼きます。取り出したら、5分ほど置いておきます。
3. 付け合わせのサラダとして、フェンネルをスライサーで薄くスライスし、オレンジと一緒に混ぜます。そこに千切りにしたパセリを加えます。デーツのソースを軽く混ぜ、サラダに和えます。海塩とこしょうで味を整えましょう。
4. カツレツとサラダを添えたら、でき上がりです。

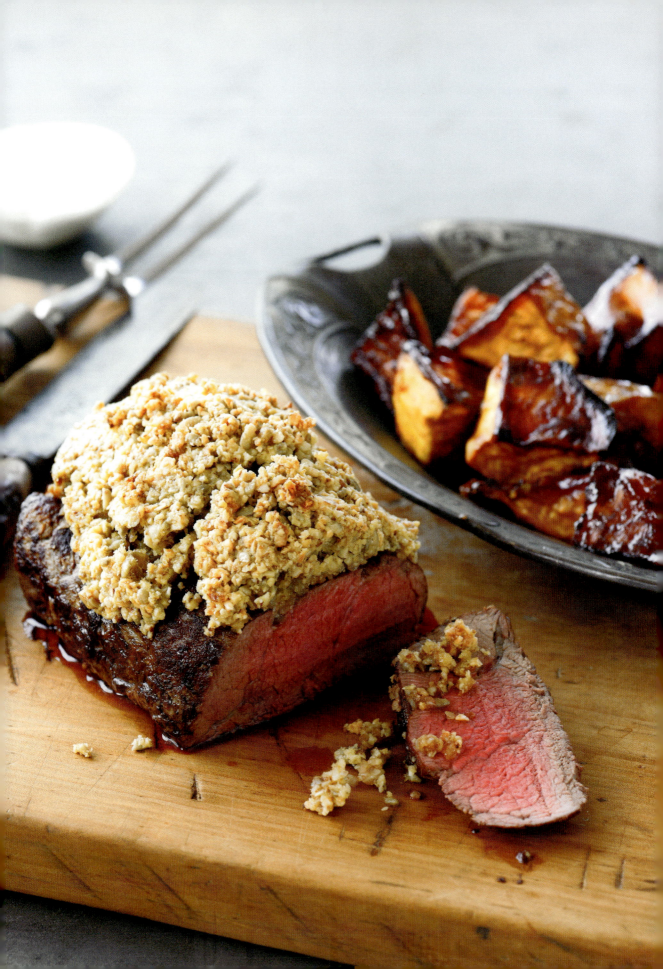

CRUSTED BEEF WITH STICKY SWEET POTATO & MUSTARD CREAM

牛フィレ肉のナッツクラスト、大学芋とマスタードクリームを添えて

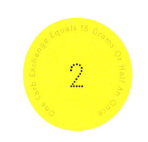

「日曜のランチの中でも、特にお気に入りの一皿」

材料（6人分）

サツマイモの飴色揚げ（大学芋）
サツマイモ…700g
アガベシロップ…大さじ1と1/3
薄口しょうゆ…大さじ2と2/3

牛肉とナッツの衣
牛フィレ肉…480g
ひまわりの種…90g
アーモンド…90g
くるみ…90g
バター…60g
クッキングスプレーオイル

マスタードとホースラディッシュのクリーム
ホースラディッシュ（ピューレかソース状）…大さじ2と2/3
粒マスタード…大さじ2と2/3
にんにく（潰して使用）…1かけ
エシャロット（みじん切りにしておく）…1本
パセリ（みじん切りにしておく）…1/4束
ライトサワークリーム…90g
海塩とひきたての黒こしょう…少々

作り方

1. オーブンを200℃に予熱しておきます。
2. サツマイモの皮をむき、乱切りにします。アガベシロップをしょうゆに絡め、浅めの天板に敷いたクッキングシートの上に並べます。途中で一回ひっくり返して、合計で35分ほど焼きます。
3. クッキングスプレーで牛フィレ肉にオイルをまぶし、熱したテフロン加工のフライパンに均等に並べて、茶色に色づくまで両面を2分ずつ焼きます。焼き終わったら、少し置いておきます。
4. ひまわりの種とアーモンド、くるみをミキサーにかけて粒状にしておきます。そこにバターを加えて、さらによく混ざるまで撹拌します。牛フィレ肉にナッツ類のペーストを乗せて、オーブンを180℃に下げて、25分ほど焼きます。取り出して10分ほど寝かせてから切りわけていきます。
5. レシピにあるマスタードとホースラディッシュの材料をすべて混ぜ合わせ、海塩と黒こしょうで味を整えます。薄く切った肉にサツマイモの飴色揚げ、マスタードとホースラディッシュのクリームを添えてでき上がりです。

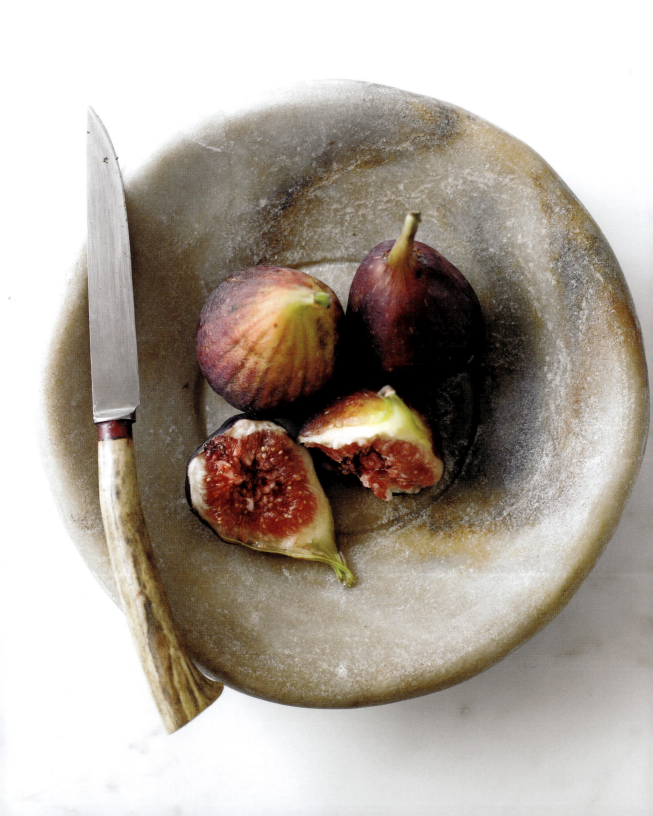

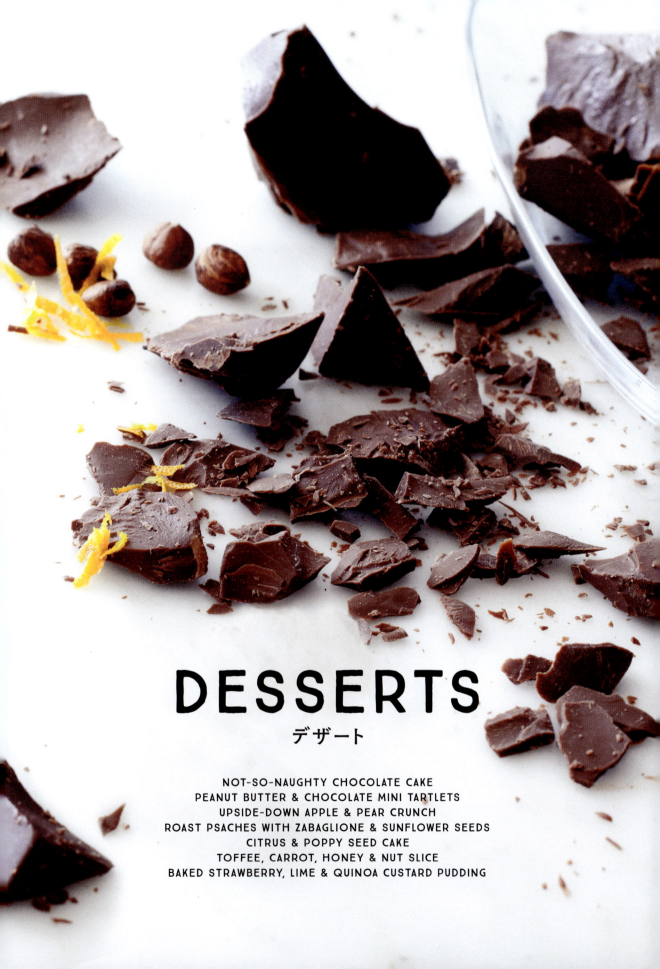

DESSERTS
デザート

NOT-SO-NAUGHTY CHOCOLATE CAKE
PEANUT BUTTER & CHOCOLATE MINI TARTLETS
UPSIDE-DOWN APPLE & PEAR CRUNCH
ROAST PSACHES WITH ZABAGLIONE & SUNFLOWER SEEDS
CITRUS & POPPY SEED CAKE
TOFFEE, CARROT, HONEY & NUT SLICE
BAKED STRAWBERRY, LIME & QUINOA CUSTARD PUDDING

NOT-SO-NAUGHTY CHOCOLATE CAKE

それほど後悔しないチョコレートケーキ

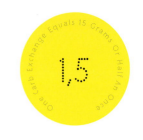

「低脂肪、低GI、高タンパク、糖質が少ないチョコレートケーキです」

材料（3層の大きなケーキ1個分［約12人分］）

新鮮なリコッタチーズ(p.31参照)…300g
ココアパウダー（砂糖不使用のもの）…30g
低脂肪乳…120ml
アガベシロップ…大さじ2と2/3
バター…60g
セルフライジングフラワー(p.13参照)…175g
重曹…大さじ2/3
アーモンドプードル…60g
卵(大)…3個

チョコレートトッピング
低脂肪クリーム…120ml
バニラエッセンス…2滴
アガベシロップ…大さじ1と1/3
ダークチョコレート
　（カカオ71%：刻んで使用）…120g

飾りに使用
クリーム（アガベシロップ大さじ1と軽く混ぜ合わせる）…120ml
新鮮なベリー類か、いちじく
削ったダークチョコレート
粉糖

作り方

1　オーブンを180℃に予熱しておきます。

2　ボールかミキサーにリコッタチーズを入れて、3分間なめらかになるまで力強くかき混ぜます。

3　次にココアパウダーを少量の低脂肪乳に溶かし鍋に移して、残りの低脂肪乳とアガベシロップを入れて弱火にかけます。バターを入れて溶かしたら、火から下ろして冷まします。

4　セルフライジングフラワー、重曹、アーモンドプードルをふるいにかけ、クッキングシートの上に乗せておきます。

5　別のボールに卵を入れ、フォークで軽く混ぜます。ミキサーを中速度にしたまま、【2】に卵を少しずつ加え、さらに【3】を加えていきます。最後に【4】を加えてサクッと混ぜ合わせます。この段階で混ぜ過ぎないように注意しましょう。

6　20cmのケーキ型に油を塗り、クッキングシートを底と側面に敷いていきます。【5】を入れて、オーブンで30分焼きます。焼いている間は、扉を開けないようにしましょう。焼きあがったら、ケーキを逆さにして、網に乗せて冷まします。

7　次にチョコレートのトッピングをつくります。まず低脂肪クリーム、バニラエッセンス、アガベシロップを鍋で温めます。火から下ろしたら、ダークチョコレートを加えます。溶けて混ざるまでかき混ぜたら、その後は冷ましますが、冷蔵庫に入れないようにしましょう。

8　大きなパン用のナイフを使って、ケーキを横に3分割します。それぞれの断面にチョコレートトッピング、泡立てたクリーム、フレッシュフルーツ（ベリー類かいちじく）の順に乗せていきます。最後に、上の段にはダークチョコレートを削ったものと少しだけ粉糖をかけたら完成です。

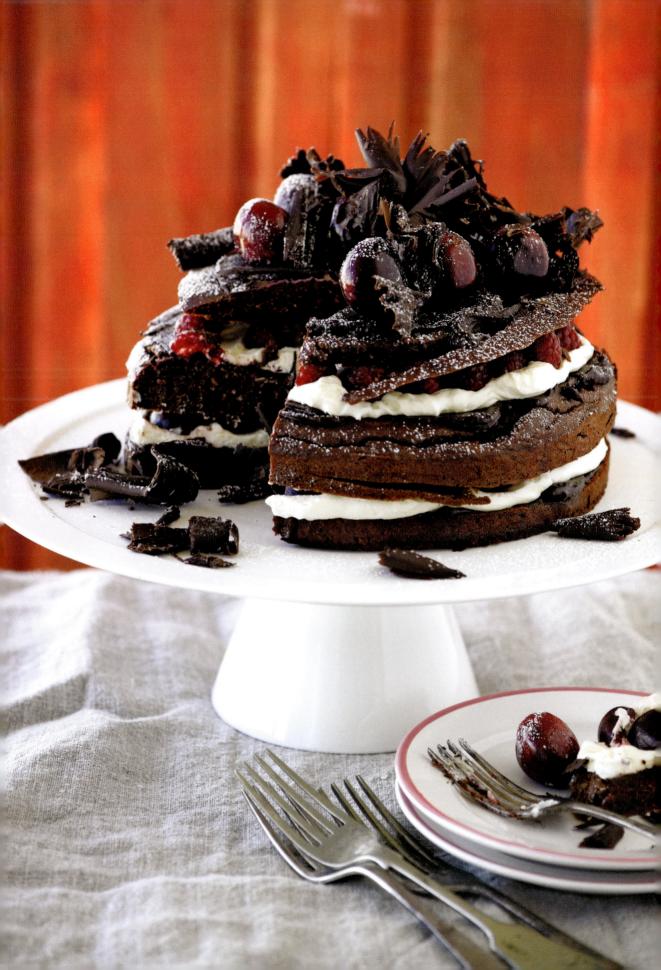

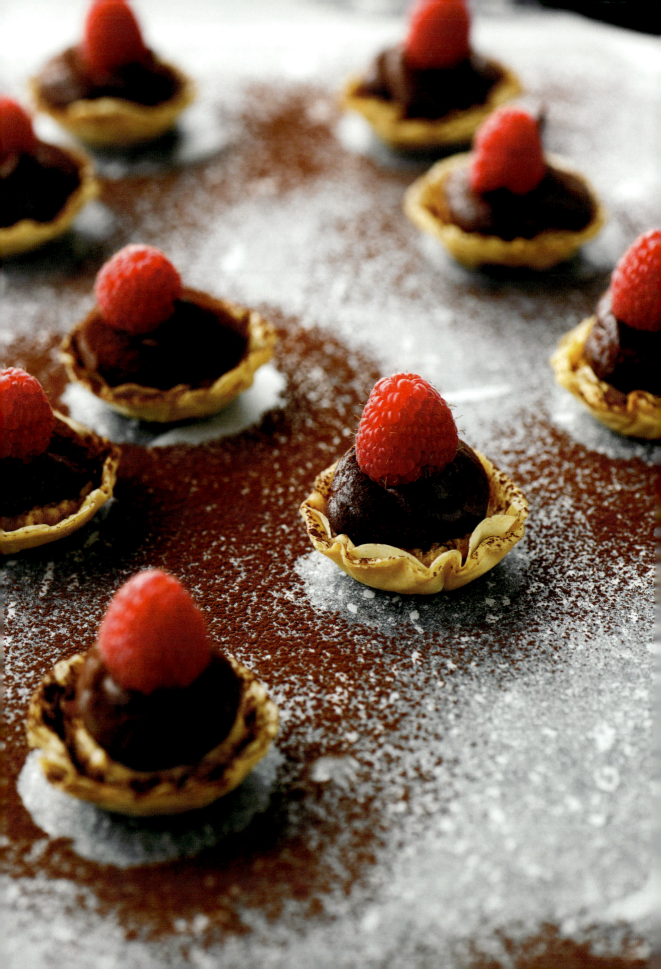

PEANUT BUTTER & CHOCOLATE MINI TARTLETS

ピーナッツバターとチョコレートのミニタルト

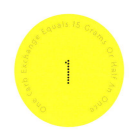

材料（小さいタルト20個［10人分：1人2個］）

パートフィロ*…1/2袋
バター（溶かして使用）…60g
アガベシロップ…大さじ1
低脂肪クリーム…175ml
バニラエッセンス…小さじ1/2
砕いたダークチョコレート…120g
低脂肪の粒ありピーナッツバター…80g
ダークココアパウダー…大さじ1と1/3
飾りつけ用：生のラズベリーかイチゴ…20個

作り方

1. オーブンを180℃に予熱しておきます。
2. パートフィロに溶けたバターをはけで塗り、その上にもう1枚パートフィロを上に重ねます。これをさらに2回繰り返しましょう。重ねたパートフィロを、タルトの型に合うように、お菓子用の丸型を使って直径3cmに切り取っていきます。型の中に円形のクッキングシートを敷き、フィロ生地を入れ、少量の米か豆を重石として乗せておきます。
3. 下準備として、生地をオーブンで3分焼きます。オーブンから出したら、重石を外して、クッキングシートから生地を取り出します。割れないように注意しながら、生地を再度オーブンに戻して、黄金色にサクッとするまでさらに3分焼きます。オーブンから出して冷ましておきます。
4. クリームをつくっていきます。小鍋にアガベシロップ、低脂肪クリーム、バニラエッセンスを加え、沸騰させます。ボールにチョコレートを入れて、その上に、沸騰させた熱々のクリームミックスを注ぎます。滑らかになるまでよく混ぜましょう。混ぜた後は、しばらく置いて冷ましますが、冷蔵庫には入れないように。もしチョコレートがすべて溶けていなければ、数秒だけ電子レンジで温めると良いかもしれません。
5. 生地とクリームを合わせてタルトを完成させましょう。
まずピーナッツバターを底に敷き、スプーンか絞り袋で【4】を上に乗せます。ダークココアパウダーを少し振って、ラズベリーかイチゴを飾り付けたらでき上がりです。

NOTE

*パートフィロは冷凍のものが売られています。製菓材料店やインターネットで購入することができます。

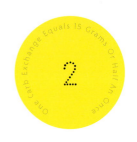

UPSIDE-DOWN APPLE & PEAR CRUNCH

りんごと洋梨のクランチ・アップサイドダウンケーキ

● QUINOA 使用

材料（8人分）

無塩バター…90g
アガベシロップ…60ml
ナツメグ（粉）…小さじ1
ジンジャーパウダー…小さじ1
シナモン（粉）…大さじ1と1/3
青りんご（皮をむいて、芯を取り、くし形に切っておきます）…4個
洋梨（皮をむいて、洗って、くし形に切っておきます）…2個

クランチトッピング

無塩バター…30g
アガベシロップ…大さじ2と2/3
プレクックされた押麦（p.13参照）…大さじ2と2/3
ゆでた赤キヌア…90g
アーモンドプードル…大さじ2と2/3
ヒマワリの種…大さじ2と2/3
かぼちゃの種…大さじ2と2/3
フラックスシード…大さじ2と2/3
ピーカンナッツ（粗く刻んで使用）…大さじ1と1/3

作り方

1 オーブンを180℃に予熱しておきます。
2 テフロン加工のフライパンで無塩バターを溶かして、アガベシロップと各種スパイス（ナツメグ、ジンジャーパウダー、シナモン）を混ぜます。くし形の青りんごと洋梨を加えて、柔らかくキャラメル状になるまで、弱火で45分煮ます。
3 青りんごを煮ている間に、トッピングをつくっておきます。まず無塩バターとアガベシロップを小さなボールに入れて溶かします。次にクランチトッピング用の他の材料すべてを別のボールに入れて混ぜ合わせ、溶かしたアガベシロップとバター全体に絡むように混ぜます。
4 小さいパイ用の天板にクッキングシートを敷き、煮たフルーツを隙間なく詰めていきます。その上に、クランチトッピングを敷き詰めて、オーブンで35分焼きましょう。
5 オーブンから出して、食べる前に5分冷まします。慎重に逆さにしてお皿に盛りつけます。これで完成です。

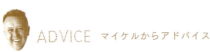

ADVICE マイケルからアドバイス

トッピングとして低脂肪クリームを少したらすか、アガベアイスクリームを添えても良いでしょう。

DESSERTS

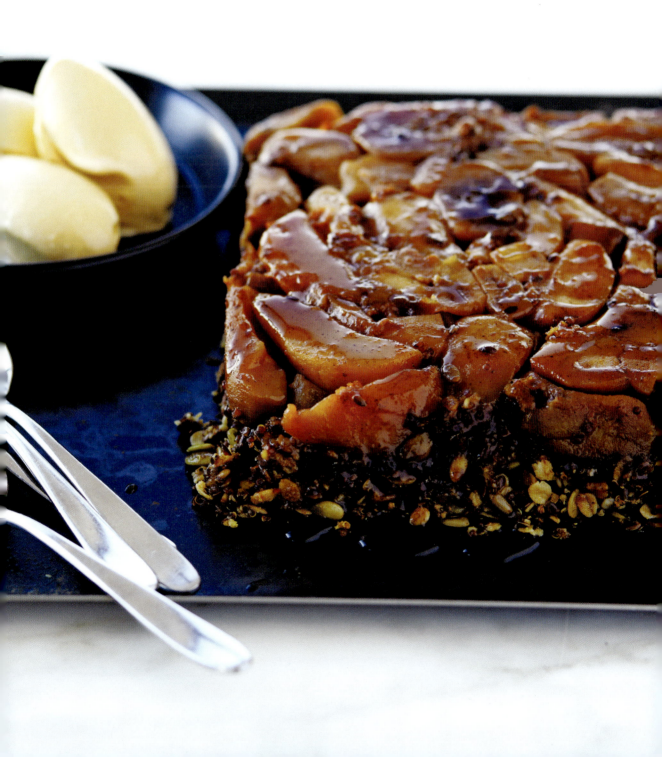

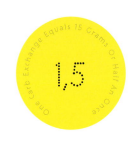

ROAST PEACHES WITH ZABAGLIONE & SUNFLOWER SEEDS

ローストした桃とザバイオーネ、サンフラワーシード

「夏の終わりの桃は僕の大好物なんだ」

材料（4人分）
桃（皮と種を取り除いて半分に切っておく）…4個
ヒマワリの種…大さじ2と2/3
アガベシロップ…大さじ1と1/3
卵…2個
卵黄…2個
ピーチネクタージュース…60ml
飾りつけ用：粉糖

作り方
1 オーブンを180℃に予熱しておきます。
2 半分に切って、切り口を上にした桃に粉糖を振りかけて、天板に乗せます。ヒマワリの種を振りかけて20分ほどオーブンで焼きましょう。
3 ザバイオーネは、まず沸騰したお湯の上にボールを置き、アガベシロップ、卵、卵黄を入れてかき混ぜ、少しずつピーチネクタージュースを加えていきます。液がモッタリとして泡立ち、薄く黄色くなるまで混ぜ続けます。熱くなり過ぎないように気を付けましょう。
4 グラスに温かい桃を入れ、ザバイオーネを回しかけてでき上がりです。

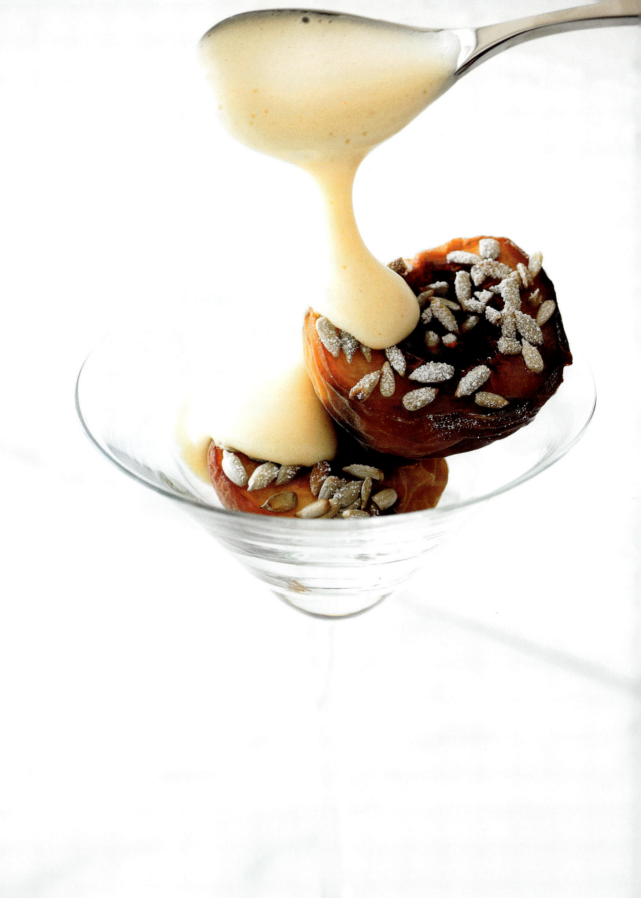

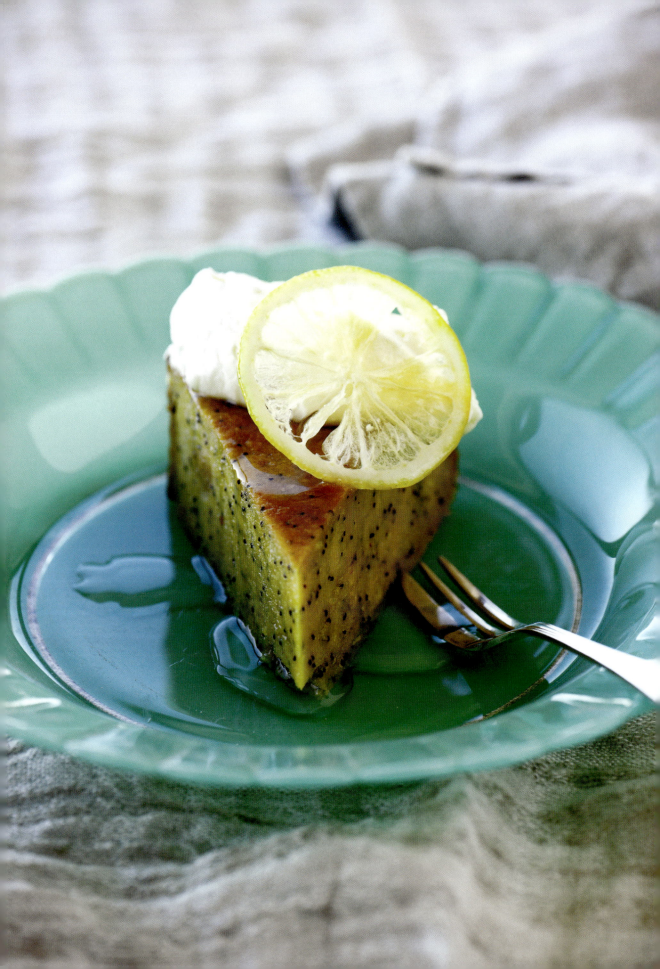

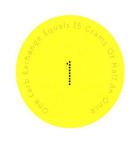

CITRUS & POPPY SEED CAKE
シトラスとポピーシードのケーキ

材料（12人分）

ケーキ生地
レモン…2個
オレンジ（大）…3個
水…4カップ弱
アガベシロップ…大さじ4
カルダモン…2個
バター…30g
卵（軽く混ぜて使用）…3個
アーモンドプードル…240g
脱脂粉乳…大さじ2と2/3
重曹…小さじ1
ポピーシード…大さじ2と2/3
セルフライジングフラワー（p.13参照）…大さじ2と2/3
クッキングスプレーオイル

シロップ
絞りたてのフレッシュオレンジジュース…大さじ2と2/3
レモン果汁…1/4個
アガベシロップ…大さじ1と1/3
お好みで飾りつけ用：レモンスライスなど

作り方

1. オーブンを180℃に予熱しておきます。
2. レモンとオレンジの皮をむいて捨て、0.5cmの厚さにスライスします。
3. 中鍋に水、皮をむいたレモンとオレンジ、アガベシロップ、カルダモンを入れます。ふたをして、フルーツが崩れるくらいに火が通り、マーマレードのような質感になるまで、2時間くらい中火で煮ます。焦げないように気をつけましょう。特に最後のほうは飴状になり焦げやすいです。カルダモンを取り出して捨てます。そこにバターを入れて溶かし、フルーツの生地を冷まします。フルーツの生地が冷めたら、ボールに移し替え、軽く混ぜた卵を合わせていきましょう。アーモンドプードル、脱脂粉乳、重曹、ポピーシード、セルフライジングフラワーを加えて、よくかき混ぜます。この段階では、かなり水分の多い仕上がりになります。
4. 20cmのケーキ型にクッキングシートを敷き、オイルをスプレーします。【3】を注ぎ、キツネ色になり、触っても生地がくっつかない程度の硬さになるまで25分ほど焼きましょう。その間に、シロップ用のオレンジジュース、レモン果汁、アガベシロップを混ぜて温めておきます。
5. ケーキが焼けたら、オーブンから取り出し、網に乗せて冷やします。ひっくり返して、お皿に乗せます。温かいシロップが染み込むようにはけで塗ったら、完成です。

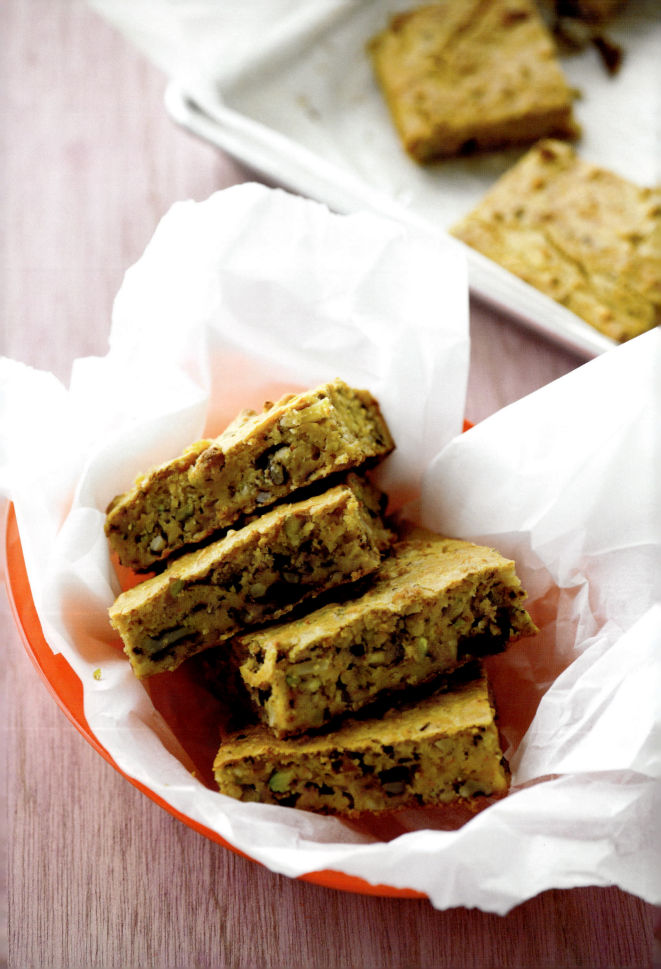

TOFFEE, CARROT, HONEY & NUT SLICE

トフィー、ニンジン、ナッツのハニースクエアビスケット

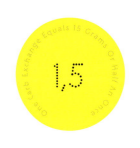

材料（大きい天板1枚分［約12個分］）
リコッタチーズ（p.31参照）…350g
アガベシロップ…大さじ2と2/3
低脂肪乳…120ml
バター…60g
サラダオイル…大さじ1と1/3
セルフライジングフラワー（p.13参照）…175g
重曹…小さじ1/2
アーモンドプードル…60g
卵（大）…3個
ニンジン（すり下ろして使用）…175g
くるみ（粗く砕いて使用）…60g
アーモンドスライス…60g
ピスタチオ（砕いて使用）…60g
飾りつけ用：生クリーム（アガベシロップで甘さを加えたもの）…120g
飾りつけ用：シナモンか粉糖

作り方
1 オーブンを180℃に予熱しておきます。
2 ミキサーを使用して、リコッタチーズがなめらかになるまで高速で3分撹拌します。
3 小鍋にアガベシロップ、低脂肪乳、バター、サラダオイルを入れ、火にかけて溶かします。そして、少し冷まします。
4 ボールにセルフライジングフラワー、重曹、アーモンドプードルをふるいにかけます。
5 ミキサーを低速にして、リコッタチーズに少しずつ卵と【3】を加えていきます。次にふるいにかけておいた【4】も加えていきますが、混ぜ過ぎないように注意してください。
さらに、すり下ろしたニンジン、くるみ、アーモンドスライス、砕いたピスタチオも加えて、軽く混ぜ合わせます。
6 広めの天板にサラダオイルを薄くぬってクッキングシートを敷き、【5】を平らに流し込みます。表面が硬い状態になるまで、オーブンで30分ほど焼きましょう。オーブンから取り出し、天板の中に入れたまま冷まします。大きなナイフを使って、5cm四方か好みの大きさに切り分けます。生クリームか、シナモンあるいは粉糖を振りかけてでき上がりです。

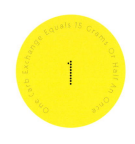

BAKED STRAWBERRY, LIME & QUINOA CUSTARD PUDDING

焼きイチゴ、ライム、キヌアのカスタードプリン　● QUINOA使用

材料（8人分）
卵（大）…3個
アガベシロップ…60ml
バニラエッセンス…少々
ライムの皮と果汁…1/2個分
キヌア粉…大さじ2と2/3
ゆでた白キヌア…250g
クリーム…250ml
牛乳…250ml
イチゴ（大）…500g
ローストしたアーモンドスライス…大さじ2

作り方
1　オーブンを180℃に予熱しておきます。
2　卵、アガベシロップ、バニラエッセンス、ライムの皮と果汁を混ぜ合わせます。キヌア粉を加え、手早くかき混ぜ、全体になじんだら、ゆでた白キヌアも加えて混ぜます。
3　小鍋でクリームと牛乳を温め、沸騰したら火から下ろして5分冷まします。クリームをかき混ぜながら、つくっておいた卵とキヌアの生地に注ぎます。
4　イチゴのヘタを切り落とし、先が上を向くように、耐熱用のパイ皿に並べます。
5　キヌアのカスタード生地を、イチゴの先が隠れないように、静かにイチゴの周りに注ぎます。カスタードクリームに火が通り、軽い茶色に色づくまで、オーブンで1時間ほど焼きましょう。
6　ローストしたアーモンドスライスを乗せて召し上がってください。

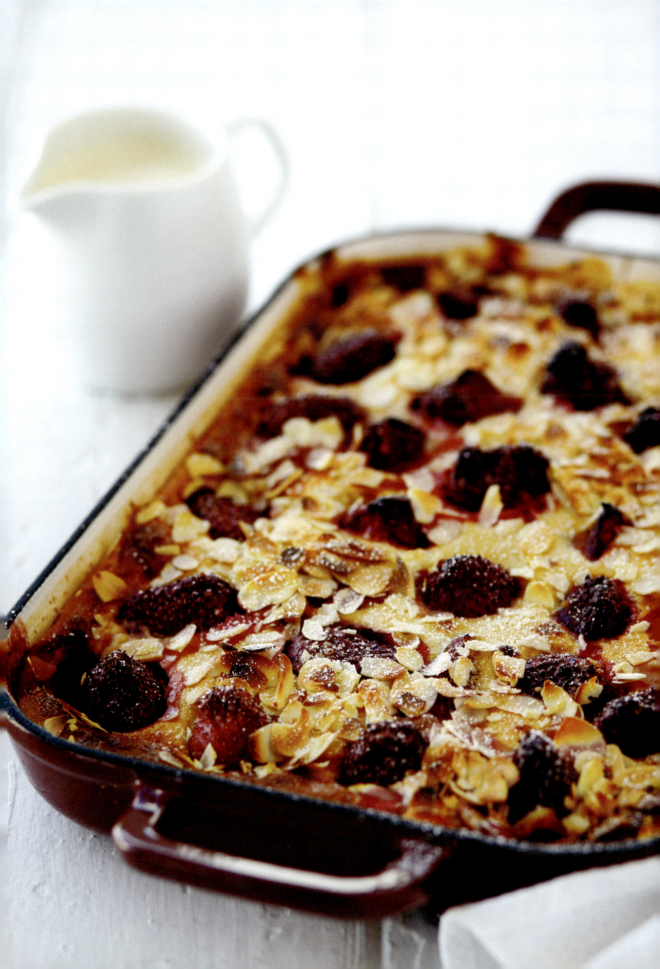

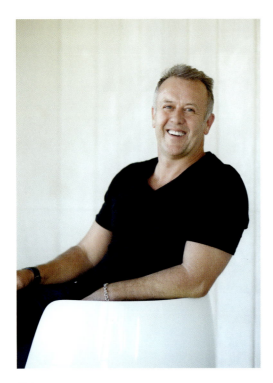

著者
MICHAEL MOORE
マイケル・ムーア

本書の著者マイケル・ムーアは約30年にわたって活躍を続けるシェフとしても、国際的な実業家としても知られている。
特に地元のオーストラリアではテレビの人気シェフでもあり、栄養学への情熱と食材が持つ力を科学的に探究することで、人々を魅了し続けている。その一方で、家庭でもつくれる、最高の料理を紹介することでも有名で、近年ではフード・コンサルタント、料理本の著者、そしてタレントとして、オーストラリア以外でも名が知られている。
マイケルのシェフとしてのキャリアはロンドンでスタート。その後、シドニーに拠点を移し、the Ritz Hotel London、Kables、Craigend、Hotel Nikko、the Bluebird London、Bennelong、Prunier's、Bonne Femme、Wildfireなど、数々の一流レストランに携わってきた。その活躍は多方面で称賛されており、数々の栄誉ある広告賞も受賞している。
糖尿病と診断されて以来、栄養学に基づいたヘルシーなレシピを探求し、現在、シドニーにある「O Bar and Dining」のオーナー兼シェフを務めている。
本書は、マイケルの著書のうち『Moore To Food』『Blood Sugar』『Blood Sugar: The Family』に続く4作目に当たる。
http://www.obardining.com.au/
twitter:@michaelmooresyd
facebook:/chefmichaelmoore

＊掲載情報は本書出版時の情報です。URL等は変更になる場合があります。

監訳者

MOU SOEJIMA
副島モウ

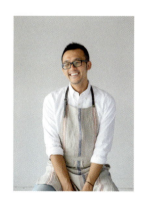

エコール辻フランス・イタリア料理カレッジ、同校グループ校フランス・リヨン・シャトードレクレールを卒業し、現地星付きレストランにて修行。帰国後、都内ホテル・レストランを経て、料理研究家パトリス・ジュリアンに師事。
独立後、撮影現場のケータリング、フードコーディネーション、調理専門学校にて調理講師をするほか、企業レシピコンサルタント、月刊EXILE内「cook de exile」、cookpad「男の料理」などのレシピ監修も手掛ける。
2013年公開の映画『ウルヴァリン：SAMURAI』の日本ロケでは、主演のヒュー・ジャックマンの専属シェフとなり、低糖質で役作りに必要な筋肉を維持しながら、余分な脂肪を落とす"SAMURAIレシピ"を開発するなど、活動の場は多岐に渡る。
2011年には、鎌倉で立ち呑みビストロ「RENDEZ-VOUS DES AMIS」をオープン。オーナーシェフとして厨房にも立つ。
http://www.mousoejima.com/

BLOOD SUGAR
Quinoa & healthy living

MICHAEL MOORE
First published in Australia by New Holland Publishers (Australia) Pty Ltd.
Text copyright © Michael Moore
Copyright ©2013 in photographs: Steve Brown Photography
Copyright ©2013 New Holland Publishers
Japanese edition copyright © IDO-NO-NIPPON-SHA, Inc., 2015
All rights reserved.

糖質を考えた健康的なライフスタイルのための
低GI キヌア・ヘルシーレシピ

2015年2月10日　初版第1刷発行

著者	マイケル・ムーア
監訳者	副島モウ
デザイン	吉村 亮 ＋ 大橋千恵（Yoshi-des.）
協力	武田淳也（広域医療法人明和会 スポーツ・栄養クリニック理事長） 白田岳雄
発行者	戸部慎一郎
発行所	株式会社医道の日本社 〒237-0068　神奈川県横須賀市追浜本町 1-105 電話 046-865-2161 FAX 046-865-2707
印刷・製本	大日本印刷株式会社

ISBN978-4-7529-7016-3

本書の内容、レシピの無断使用、複製（コピー、スキャン、デジタル化）、転載を禁じます。レシピ、材料の一部は日本向けにアレンジを加えています。

本書に記載されている内容は医学的なアドバイスを意図して書かれたものではなく、また医師の処方に代わるものではありません。また、本書は完全性や安全性を保証するものではありません。著者、訳者、出版社、販売者は本書の情報をもとに行われた結果に対して、いかなる障害や損害が生じても責任を負いません。